从0.1到1.0

不用药，不开刀，也能拥有好视力

[日] 今野清志 著

何炀 译

天津出版传媒集团

天津科学技术出版社

著作权合同登记号：图字02-2019-419号

ME GA YOKUNATTE KOKORO MO KARADA MO CHO SUKKIRI by Seishi Konno
Copyright © Seishi Konno，2014
All rights reserved.
Original Japanese edition published by Mikasa-Shobo Publishers Co.,Ltd.
Simplified Chinese translation copyright © 2015 by Beijing Fonghong Books Co.,Ltd.
This Simplified Chinese edition published by arrangement with Mikasa-Shobo
Publishers Co.,Ltd., Tokyo,through HonnoKizuna, Inc., Tokyo and Shinwon Agency Co.
Beijing Representative Office, Beijing

图书在版编目（CIP）数据

从0.1到1.0：不用药，不开刀，也能拥有好视力 /
(日) 今野清志著；何炀译. -- 天津：天津科学技术出
版社, 2020.8
　　ISBN 978-7-5576-7995-8

　　Ⅰ . ①从… Ⅱ . ①今… ②何… Ⅲ . ①视力保护 - 普
及读物 Ⅳ . ①R77-49

中国版本图书馆CIP数据核字（2020）第101983号

从0.1到1.0：不用药，不开刀，也能拥有好视力
CONG 0.1 DAO 1.0 : BU YONGYAO, BU KAIDAO,
YENENG YONGYOU HAO SHILI

责任编辑：孟祥刚　刘丽燕
责任印制：兰　毅

出　　　版：天津出版传媒集团
　　　　　　天津科学技术出版社
地　　　址：天津市西康路35号
邮　　　编：300051
电　　　话：（022）23332490
网　　　址：www.tjkjcbs.com.cn
发　　　行：新华书店经销
印　　　刷：三河市金元印装有限公司

开本 880×1230　1/32　印张6　字数100 000
2020年8月第1版第1次印刷
定价：42.00元

目录

编者序　　眼睛变好，心情和身体都超级舒畅　001

前　言　　你和摘掉眼镜，只差一套今野视力康复法　003
　　　　　——我每天都能听到今野式视力恢复训练法受益者的惊喜声音

　　　　　读者体验报告

　　　　　简单！　孩子爱做，妈妈一起做也受益　010

　　　　　神奇！　视力从 0.1 到 1.0，糖尿病也得到了控制　012

　　　　　舒服！　比手术还靠谱，不复发、无痛苦，1 个月根治眼疾　015

　第1章　小心！眼睛不舒服，是身体在求救！　001

　　　　　近视：无法忽视的眼科第一疾病　003

　　　　　遗传？90% 以上的近视与此无关　005

蓝光：伤害现代人眼睛的罪魁祸首　010

行动！把锻炼拓展到眼睛　012

连锁反应：眼睛出毛病，身体一定出问题　014

肝：眼睛的身家性命系于此处　016

眼睛：全身最娇嫩的地方　017

"劳模"：眼睛和心脏一样，每天活动 10 万次以上　019

眼泪：血液一样宝贵　020

秘诀：老了也不会得老花眼　023

第2章　改善眼睛的血液循环是视力恢复的最大秘密　027

生病是因为人体 60 兆个细胞饿了　029

一种方法根治一切眼疾　033

别以为"眼睛疲劳，睡睡就好"　036

青光眼：致盲第一大症也能治好　038

别被病名中的"老年性"这几个字欺骗了　040

孩子视力差，父母是罪魁　042

测试：身体发出的救命信号你懂吗？　045

第**3**章 让体内的自愈力觉醒　　055

警惕！身体有问题的人都觉得自己没病　057

"生命的维持装置"自律神经紊乱的 3 个暗示　059

自律神经紊乱光靠药物治疗需要 5~6 年　061

胃肠出问题，视力也会下降　064

胃肠抗压能力最低　066

内脏好眼睛才好，从补充营养开始吧　068

营养不足，身体会开始"吃自己"　070

锻炼内脏根治疾病：原地弹跳比拉伸更有效　072

原地弹跳可以让"第二心脏"正常复苏　074

大脑也在"看"　076

给大脑鼓劲，相信你能看得见　079

第**4**章 每天 5 分钟，动动手指，眼睛好舒爽　　085

必读：视力恢复法说明书　087

拍打法：在眼睛上跳跳踢踏舞，恢复视力又美容　089

摇动法：手指晃动面部和头颈，眼睛肌肤齐焕彩 095

指压法：指压眼耳大穴，疼得舒服，眼睛才受用 102

揉搓法：7 步揉搓眼周，消灭眼疲劳、黑眼圈和小皱纹 106

呼吸法：6 秒口鼻并用，视力恢复事半功倍 109

塑料瓶呼吸法：每天 50 次塑料瓶长呼吸，神清气爽面色好，
　　还能减肥 112

想象法：放松大脑，想象美好场景，视野变清晰 115

确认法：裸眼每日一测，每天站远一点，视力变好一点 118

远眺法：远眺也有秘诀，小孔里练出好视力 121

第5章　每天改变一点点，身心好眼睛更好　　125

远眺吧！带着仿佛置身非洲大草原的心情 127

别挑食！多吃能让细胞重获新生的受欢迎食物 129

别熬夜！12 点前睡觉视力能以 3 倍速度恢复 132

减压力！身心俱疲的时候该培养个兴趣了 134

忌烟酒！别给影响眼睛的大脑、神经、肝脏添堵 135

笑一笑！笑眼弯弯快乐又健康 138

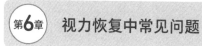

后记一　简单操作，守护全家人的眼睛和健康　158

后记二　启动自愈力，健康更快来　162

眼睛变好，
心情和身体都超级舒畅

现代人的生活从每天睁眼起，几乎无时无刻不在"深度用眼"：学生每天要上若干小时的课，看黑板、投影仪、书本和习题；上班族的工作，几乎都必须长时间使用电脑来完成；集沟通、查询、娱乐、支付等功能于一体的手机，已经成为人们生活中不可或缺的"电子器官"，更是时刻不离身，难离手……每天暴露在蓝光下过度用眼，我们的眼睛还好吗？

人人都知道"眼睛是心灵的窗户"，很多人却未必知道，它们不仅能看到外面的世界，还能反观内在的健康。眼干、眼涩、近视、青光眼……仅仅是眼睛有问题？——不，这可能是身体的求救信号：或许还该看看你的胃肠、肝脏、关节……我们常用"明察秋毫"来形容目光敏锐，其实眼睛还能"一叶知秋"，是人体健康的报警器。

我们用眼睛看到一切，但对眼睛，我们知之甚少：眼睛疲倦，睡一觉就会好吗？糖尿病造成的视力下降是不可逆的吗？除了手术，近视还有没有别的治疗方法？……

作为日本最受认可的眼科医生，今野清志的万千患者下至3岁，上至99岁，都在他的诊疗下得到了有效康复，即使只有0.01[1]的视力，也能恢复到摘掉眼镜的效果。他的多部作品也连续多年稳定在日本眼部保健类图书畅销榜的前三名。

本书（初版名《养眼就是养精神》）自2015年在我国出版以来，以其化繁为简的理论知识和易学易做的保健方法受到读者朋友的喜爱和好评。在新版中，我们采用了精巧的32开版本，使本书更加便携；对一些稍显陈旧的表述做了修改或润色，设计了更加美观大方的版式，希望读者朋友在受益于书中内容的同时，获得更舒适的阅读体验。

编者

2020年5月

---

[1]本书中提到的"0.01的视力"，是指在半米处能看清国际通用视力表上0.1的符号（即最大的那个符号）；而正常人的视力，是在5米处能看清1.0的符号，或者说，在50米处能看清0.1的符号。即，0.01的视力，只有正常人视力的1%。下文不再重复注释。——编者注

你和摘掉眼镜，
只差一套今野视力康复法

——我每天都能听到今野式视力恢复
训练法受益者的惊喜声音

神奇！一种方法扫清一切眼部疾病

本书的视力训练针对的是一般的近视、老花眼，照着训练基本上都可以做到100％恢复。

从前，我曾在杂志《YUHOBIKA》策划举办的视力恢复座谈会上取得过傲人的实绩，帮助50名参加恢复训练的眼疾患者（20~80岁）改善视力，引起了很大的反响。

除改善视力外，我还帮助过很多其他眼疾患者改善病情，这些眼疾包括：飞蚊症、干眼症、斜视、有可能导致失明的青光眼、白内障、黄斑变性以及医院也查不出病因的眼睛不适。

至今，从 3 岁的小男孩到 99 岁的老奶奶，我已经为超过 50000 名患者解决过眼睛的烦恼，并因此大受欢迎。

本书所采用的方法融合了有 2000 多年历史的中医学和得到世界卫生组织（WHO）承认的穴位、经络疗法的知识，实际方法操作简单，只需通过跳动、揉搓、按压、拍打等简单动作就能改善眼睛问题，小孩子也能自行操作，既安全又无副作用。

而且，本方法还能缓解肩酸头痛、失眠疲劳的症状，有助于减肥，操作后令人心情开朗。很多人在视力恢复的同时，人生也得到了改变！

30 分钟！医院都治不了的眼病惊见好转

前些天，一位 30 多岁的男性来到我的诊所。

他告诉我，自己小时候的视力是 1.5，现在却骤然降到了 0.01 以下……

他不仅平时看电脑画面都相当艰难，而且还常常感觉浑身疲惫，每天的生活都苦不堪言。他去了很多家医院，却都被告知没有办法医治。

　　他的裸眼视力确实非常低，低到甚至连自己脚下的地板都看不清楚。

　　可喜的是，视力糟糕至此的他在接受完我给出的第一次治疗的瞬间，高声大叫道："啊！能看到花纹了！"

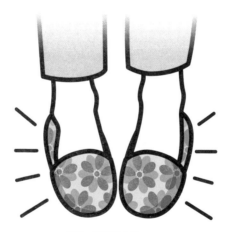

"啊！能看到花纹了！"

　　就在 30 分钟前刚到诊所时，他连室内拖鞋上的花纹都看不清。但经过治疗后，他居然能看到了！

而且，他浑身上下的疲惫感也都消失无踪，双眼闪闪发亮的他宛若重获新生。

秘诀——相信眼睛自愈力

我们在擦伤膝盖的时候，一般都是清洁伤口以后等伤口自然愈合。

骨折的时候也是如此，只要不是什么重伤，就只需用石膏固定，然后安心静养，等骨头自然接合。

可为什么人们唯独不肯相信眼睛有自然恢复的能力，总想着"得戴一辈子眼镜了"呢？

我发明的今野式视力恢复训练法就是建立在100%信赖人体自愈力的基础上，通过刺激人体的这股力量觉醒来解决困扰人们的眼睛问题。

所以，不论你是多少岁，只要掌握科学合理的恢复方法，视力都肯定会恢复到接近原本的状态。

从3岁到99岁共同见证视力恢复的奇迹

某位 75 岁的男性从小就重度近视，他来到我的诊所，无比期待地对我说："这辈子就想体验一回摘掉眼镜的生活！"

实际上，那时候他除了患有近视外，还患有老花眼。

但在经历 3 个月的"今野式视力恢复训练"后，他已经可以摘掉眼镜走路了。

持续困扰他数十年的近视、老花眼都得到了改善，视力也恢复到了正常水平。他本人说自己连性格都变得开朗起来，记忆力也变好了。

眼睛变好，全身都变好

一般认为，一天中视觉接收的信息就占了人的五感——视觉、听觉、嗅觉、味觉、触觉接收信息总量的八成。

也就是说，活化视力可以使大脑的八成神经跟着活跃起来。

视力变好以后，注意力也会随之提升，我们的工作、学习都将更顺畅。

小污渍和灰尘都清晰可见，打扫将变得比以前更干净，化妆效果也将更胜从前。

视力变好甚至还能让你看透别人的心理。当对方的表情尽收眼底时，传递到大脑的信息也随之增加，能看透人心也是理所当然的。

除此之外，有些人在动态视力（在观察移动目标时，眼睛捕获、分解、感知影像的能力）得到提升以后，运动神经也随之有所改善。

大脑是通过眼睛观察事物做出判断，进而再驱使身体活动的，所以动态视力提升的话，大脑的反应速度也会变快。

不过，视力变好后最重要的一点是，精神会随之变好，心情也会清爽起来。

"视力恢复后，顺利通过空姐考试了！"

"现在出门和人打招呼时心情都好得不得了！"

"眼压下降到正常值，没有失明的担忧了，真的很高兴！"

如今，我每天都能听到今野式视力恢复训练法受益者的惊喜声音。

最近，来向我请教的眼科医生也多了起来。

接下来，就轮到你自己来切实感受这种视力恢复训练法的神奇力量了。我衷心地希望，大家能够用明亮的双眼来享受幸福充实的人生。

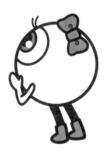

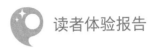

简单！孩子爱做，妈妈一起做也受益

山本明子　40岁　主妇

我 11 岁的大儿子在小学一年级时检查视力是 0.9，可到了准备小升初考试时，视力却下降到了 0.5。

孩子从此过上了离不开眼镜的生活，经常抱怨"戴口罩时镜片会起雾""运动时眼镜很碍事，可如果摘下来，就看不见球了"……

我一直想帮助孩子摆脱眼镜带来的烦恼。有一天，我看到杂志上介绍"在家也能训练的简单视力改善法"，于是就报名参加了今野老师的讲座。

一起参加的大儿子非常感兴趣，他自己试着做了几次后，很高兴地说："非常舒服！"

今野老师说，母亲最好尽可能地和孩子一起，像玩游戏一样，边享受边进行锻炼。此外，他还告诉我台灯对孩子视力的影响（详情请参照本书第 43、第 147、第 148 页）。

孩子一直利用学校课间休息的时间进行锻炼，原本只有 0.5 的视力在锻炼 3 个月后上升到了 1.0，已不再需要眼镜。

而一直陪着做训练的我视力也从 0.2 上升到了 0.4。

我虽然还需要戴眼镜，但一直困扰我的肩膀酸痛症状却消失了，早上起来也是清爽无比，可以清晰地感觉到身体变好了。

神奇！视力从0.1到1.0，糖尿病也得到了控制

植村路代　59岁　主妇

视力低下不光是由近视和老花眼引起的。

我想世上应该有很多人跟我一样，是由其他疾病的并发症导致眼睛出现问题，曾经我甚至还有失明的忧惧。我想自己的经历或许能成为这些人的希望之光，于是写下了这篇体验报告。

我在 3 年前被诊断患有糖尿病，随后身体每况愈下，逐渐出现手脚麻木、脑梗死等状况，不停地出院、住院。正常人的空腹血糖值应该是 3.9~5.6 毫摩尔 / 升，但我的空腹血糖却高达 9.0 毫摩尔 / 升。我想，如此高的血糖含量应该是并发症的诱因之一。

随着身体状况的恶化，我的视力也开始下降。

原本 1.0 的视力下降到了 0.1。

我整天担心眼睛会失明。这时，丈夫在杂志上看到一篇推荐今野老师诊所的文章。

幸运的是，我从前就很喜欢运动，所以今野式视力恢复训练对我来说一点也不辛苦。

今野老师指导我说："除进行恢复训练外，最好在傍晚散散步，每天 15 分钟就够了。然后还要勤用塑料瓶呼吸法（参照本书第 112 页），平时饮食也要多加注意（参照本书第 129~131 页）。"

之后，我只要一有空就会通过拍打法、揉搓法、指压法锻炼，而且每天早起都会进行塑料瓶呼吸法训练，逐渐养成了有益于眼睛的好习惯。

训练收到了非常不错的效果，仅仅过了 1 个月，我就感觉到了很明显的变化：视野变得开阔明亮，报纸上的字也都能看得清清楚楚。

看到成效后，我就突然有了干劲，每天都勤加锻炼。

半年后，我的视力由 0.1 恢复到了 0.8 的水平。

发生巨大变化的不仅是视力。

多亏了平时勤奋锻炼，我的三围都缩小到了 100 以内，憧憬已久的腰部曲线也出来了，衣服的尺码从 15 号降到了 9 号！

虽然偶尔会吃一些甜食，但体重却还是从 65 千克减到了 55 千克，糖尿病的症状也减轻了，空腹血糖值也大幅降低，平时基本维持在 6.0 毫摩尔 / 升。

"从体内焕发生命力"的今野式视力恢复训练法实在太让人吃惊了。

恢复训练法中还包含着不少对美容有帮助的要素，可以说是女性最好的朋友！

舒服！比手术还靠谱，不复发、无痛苦，1个月根治眼疾

吉野健司　38岁　不动产公司员工

大约从 2 年前开始，我眼前老是有些像黑点一样的东西模模糊糊地一闪而过，可眼睛又不觉得疼。再加上那时候我也忙，所以就一直没管。

结果，眼前闪过的黑点越来越多，1 年之后我的视野变得几乎一片模糊。

我心想这可不妙，慌忙跑去找医生。

然而，和眼科医生谈过后，却被告知，飞蚊症成因尚未探明，我们只能关注病情进展。

我不禁焦急起来，黑点再这样增加下去我可就没法工作了。这时，一个熟人告诉我，美国能做去除飞蚊症的手术。

这手术需要特殊的技术，在日本没法做，去国外做需要

花500万日元。虽然价格相当高昂，但我想总归是看到了希望，于是就到美国去接受了手术。

手术结束之后，我的视野变得非常清晰，心情也顿时好了起来，心想："总算放下了心头大石！这下可以继续投入工作了。"

然而，好景不长，过了1个月不到，我的视野里又开始出现一些黑点了。

而且，黑点还在不断增加。陷入恐慌的我在网上看到今野老师诊所的介绍，便前去求助了。

今野老师很详细地给我讲解了为什么会得飞蚊症，为什么做了手术之后飞蚊症还会复发，以及该如何改善飞蚊症。

随后，今野老师告诉每天都应酬到很晚的我，若继续现在的生活，10年之后我就得背着氧气瓶走路了，他要求我必须得改变生活方式。接着，老师就把今野式视力恢复训练法（参照本书第4章）传授给了我。

我想自己已经没退路了，只好开始认真改善饮食，进行恢复训练。就这样过了1个月后，我眼睛的疲劳感消失了，视力模糊的速度也有所减缓。3个月后，我的视力模糊的程度达到接受手术前的一半了。

此外，我还减少了出去喝酒的次数。多亏于此，我的体重也减少了 6 千克。周围的人都羡慕地说我变年轻了。

经过此事，我亲身体会到健康是花钱也买不到的，决定从此好好珍惜自己的身体。

希望大家一定要好好珍惜花钱也买不回来的宝贵财富！

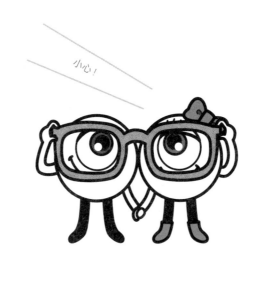

小心！眼睛不舒服，
是身体在求救！

眼睛，不仅关乎视力，更关乎全身健康，
是人体健康最早的警报器。

近视：无法忽视的眼科第一疾病

自 20 世纪 80 年代以来，出国旅行开始在日本普及。

在欧美激增的日本观光客成了欧美媒体争相报道的对象。在他们的报道中，日本人的形象几乎都是戴着眼镜，脖子上挂着相机。

大家应该都有印象，以前在好莱坞电影中出现的日本人可以说几乎都是戴着眼镜的。

可是，要说当时的日本人都是近视眼，肯定是不太可能。

有一种比较普遍的说法是，日本人之所以在电影中必戴眼镜，是受了以前一些取笑日本人的漫画的影响。

当时，欧美人抱着半开玩笑的心思画下"日本人 = 戴眼镜"的形象。可如今，这些形象表现的内容都成了现实。

据统计，40 岁以上的日本人超过四成患有近视。

美国和中国 40 岁以上人口的近视率只有 22%，澳大利亚 49 岁以上人口的近视率平均只有 14%。日本人的近视率和这些国家比起来高了一倍左右。

在需要戴眼镜（或隐形眼镜）的人口比例上，日本绝对是遥遥领先于各国。

日本人的近视率是世界第一！

遗传？90%以上的近视与此无关

日本人的近视率居世界第一。

这可没什么好自豪的。

不过，这只是近年来才出现的状况，绝非因为日本人种本身视力就不好或遗传问题。

另据日本文部科学省《教育白皮书》公布的数据，昭和二十四年（1949 年），日本小学生中裸眼视力不及 1.0 的近视人数仅占 6%。然而，据《学校保健统计调查》结果显示：到了平成十八年（2006 年），这一数据却增加到了 28%；到平成二十五年（2013 年）这一数据更是超过了 30%。

各国40岁以上人群的近视率

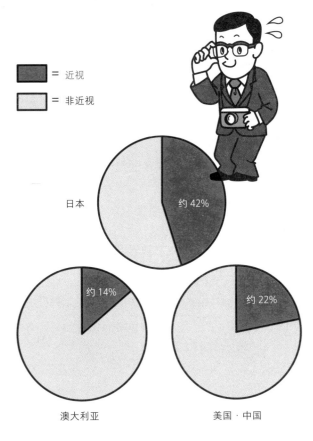

■ = 近视

□ = 非近视

日本 约 42%

澳大利亚 约 14%

美国·中国 约 22%

日本人的近视率约为其他国家的两倍！

在短短的 60 多年间，日本小学生近视人数的比例就增加到了原来的将近五倍。

这也就造成了日本"高中生有六成以上患近视"的异常现象。[平成二十五年（2013 年）年度文部科学省调查数据]

近视如果是遗传导致的，那么，不论在哪一代，近视的发生率应该都是固定的。

可日本人的近视比例却在 60 多年间上涨了，换而言之，大部分近视都是环境导致的。

近代研究也已表明，近视并非遗传。

美国华盛顿大学教授弗朗西斯·A. 杨跟踪调查了三代因纽特人（爱斯基摩人）的视力发展变化，从中了解到：

即便出生在一个祖父母、父母视力都不错的家庭，可在上学后，因看书过度用眼等原因，孩子中有 58% 还是会急剧发生近视。

裸眼视力不及1.0的近视患者比例演变状况

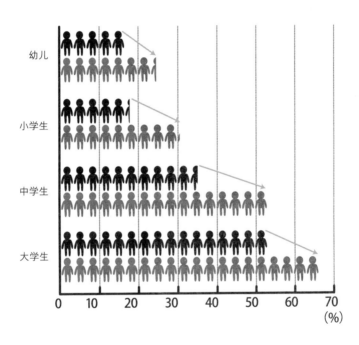

平成二十五年（2013年）文部科学省年度学校保健统计调查显示，
不论哪个年龄段近视人数比例都在增加……

从上面这个例子我们可以看出，近视是由生活环境造成的后天性疾病，绝非父母遗传。

然而，有很多人都深信"我爸妈都戴眼镜，所以我的近视是遗传""兄弟全都近视，所以我也会近视"，从而自己主动放弃恢复视力的机会。当然，也确实有极少部分人是属于由眼球形状所造成的"遗传性近视"，但这类情况极其罕见。

所以这里需要再重申一遍：

九成以上的近视都是与遗传无关的。

蓝光：伤害现代人眼睛的罪魁祸首

在日本，视力在 0.1 以下的重度近视人群及患有其他眼疾的人群正在朝着低龄化的趋势发展。在大约十年前，学校一个班级中戴眼镜或隐形眼镜的孩子还是占少数的，但为什么会演变成如今的状况？

还有，以前只有 60 岁以上的老人才会患的白内障、青光眼，如今却在 30~40 岁的青年人身上频频出现，甚至还有十几岁的孩子患上这些眼疾。

而且在日本，仅仅是为干眼症所困扰的人口数量就已超过了 1000 万。若算上飞蚊症等其他眼疾的患者，数量肯定会更高。

我们眼睛的健康问题骤增，眼睛的寿命不断缩减，一个重要原因就是长时间使用电子产品。

电脑、智能手机、便携游戏机等电子产品屏幕使用的是 LED 背光灯，这些灯发出的蓝光会给眼睛造成严重的伤害。

蓝光是一种短波高能的可视光。有一种说法是，LED 背光灯屏幕的光能直射到眼睛深处的视网膜上，给眼睛带来较重的负担。与在日光灯下看书相比，这类屏幕的背光灯对眼睛和大脑的刺激要强烈数倍。

现代人的眼睛从早到晚都包围在显示器发出的强烈光线中，犹如"沐浴"在消防车的水柱下，一直在遭受虐待。

因此，市面上还出现了"防蓝光眼镜"，但很可惜，它们的效果并不大。因为那些产品最多也就只能抵挡三四成的蓝光，做不到100％的保护。

最可怕的是，很多人以为戴上防蓝光眼镜就万事大吉，继续长时间盯着屏幕，反而加重了眼睛的负担。

防蓝光眼镜还是不用为好，毕竟解决眼睛问题的根本远比用眼镜来防护有效得多。

行动！把锻炼拓展到眼睛

我们仿佛生活在一个狭小的箱子中，整天都盯着以自己为中心、半径 1 米范围内的事物。

每天，我们都只会看着手机屏幕、手中的干活工具或是脚下。哪怕远眺，我们最多也只是看看红绿灯或电车到站时刻表等。

一味盯着近处，眼睛用来远视的肌肉就会得不到使用、锻炼，那后果会怎样？

肌肉会僵硬、衰退！

例如脚骨折了，即便只是打上石膏 1 周不能动，脚的肌肉也会萎缩，变得虚弱。要想和以前一样正常行走，我们就必须进行康复训练。同样的事情也会发生在眼部肌肉上，一般来说，眼部肌肉变得僵硬后，眼睛就会无法聚焦。

那么，只要不使用任何电子产品，眼睛一直盯着远处，就能解决所有眼睛问题吗？事情可没这么简单。

引起眼睛问题的原因不止于此，还有更大的"真正原因"。

关于导致眼睛问题最重要的原因，我将在第 2 章为大家细细道来。

在此之前，我先来简单说明一下眼睛频频出现问题的背景以及我们身体的构成。

连锁反应：眼睛出毛病，身体一定出问题

人类的身体是依靠所有的器官巧妙地互相合作来正常发挥功能的。

例如：

人吃进食物后，胃会分泌消化液，
把食物溶解

在胃中溶解了的食物
会被小肠吸收

小肠周围聚集了大量的血管，
血管中的血液将把小肠吸收掉的营养
运送到人的全身各处

人类的身体就是这样靠着几个器官的紧密合作来维持运行。在这一系统下，只要有一部分器官出现衰弱，其他器官就会通过更努力的工作来弥补。

但是，这种状况一旦长时间持续，就会发生连锁反应，影响会逐步扩大，导致全身虚弱。

拿自行车来举个例子。若前轮刹车坏掉后不修理而继续使用这辆自行车的话，平时就得使用后轮制动（俗称"刹车"）。

也就是说，前轮刹车没法用，后轮刹车的负担就会加重。

长时间勉强用后轮刹车来制动的话，后轮的磨损会比前轮严重，内胎或许也会变得脆弱，容易被扎爆。

因此，损坏的部件若置之不理，用不了多久就会引起整体运作的异常。

我们的身体也是如此。

肝：眼睛的身家性命系于此处

我们身体内的各个器官靠着相互合作，维持着正常运作——这不仅限于内脏之间。

中医学认为，人体内输送能量的通道——经络将五脏（心、肝、脾、肺、肾）与人体的眼、耳、口、鼻等联系在一起。

例如，耳朵对应肾脏，鼻子对应肺部，而眼睛则与肝脏有着深深的联系。

根据这一规律，若耳朵听不清了，则可以认为是肾脏疲劳了；眼睛若出现问题，就说明肝脏虚弱了。

于是，我们不光要治疗出现问题的眼睛和耳朵，还得治疗与其联系颇深的内脏，才能达到恢复的效果。

本书中的很多理论都是基于中医学方面的知识。因此，书中推荐的一些锻炼，乍看之下刺激部位与眼睛无关，但其实都内含深意。

眼睛：全身最娇嫩的地方

肝脏除了要分解、储存小肠吸收的养分外，还具备维持生命所必需的功能，如负责胆汁的生成与分泌、解毒排泄等。因此，在平常生活中，肝脏也是很容易出现问题的器官。

从我们常听到的一个词"心肝"就可看出，心脏与肝脏都是非常重要的器官，是支援其他一切器官运作并维持生命活动的根本。

也就是说，若肺和胃这些器官变得虚弱，肝脏为支援这些器官，就必须得超额运作。于是，与肝脏紧密相连的眼睛也会随之衰弱，出现问题。

打个比方，肝脏就像房子的地基。

建在地基上的柱子、墙壁、房顶若受损歪斜了，地基的负担就会加重。

　　而地基不稳，甚至是倾斜后，看似与地基毫无关联的窗户也会随之歪斜，导致关不上。也就是说，若肝脏出问题，眼睛也会出现异常。

五脏相生相克关系

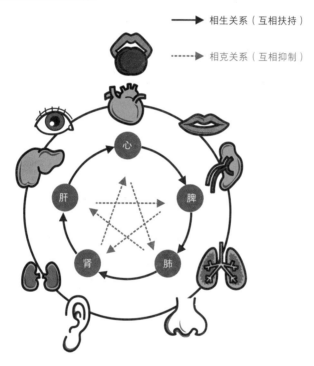

　　拥有2000多年历史、根据临床经验总结得来的中医学认为，五脏（心、肝、脾、肺、肾）间有着相生相克的关系。

"劳模"：眼睛和心脏一样，每天活动10万次以上

我们眼睛周围的肌肉一天要活动 10 万次以上。

大家来想一下，除眼睛之外，还有什么器官一天重复运动 10 万次以上?

即便得了感冒频繁地吸鼻子，一天最多也不过动数十次。

哪怕是走路，虽然有很多人以"一天走 1 万步"为目标，但真正能达到的人却是少之又少。

身上一天活动 10 万次的器官，除眼睛外，就只有心脏了。

眼睛疲劳其实就是眼睛周围的肌肉疲劳。因为眼睛一直在不停息地运动，所以容易疲劳。我们若不注意这一点，眼睛很容易就会发生问题。

而且，眼睛维持正常功能所需的能量比大家想象中的要多。

眼泪：血液一样宝贵

当今社会，在办公楼内上班的人多了起来，干眼症患者也随之变多。

干眼症不仅会使眼睛变得干燥，它还是告知我们生命有危险的信号。它与单纯的皮肤水分不足有所不同。

原本，人类感觉舒适的湿度平均为 40%~60%。

可如今的高层建筑通常都是关着窗，24 小时开着中央空调。若看一下湿度计，在里面工作的人就会发现其湿度数值只会有 12%~16%。

你的办公室如果也在关着窗、由空调管理温度的大楼内，那么办公室内的湿度最多只会有 16%。

这就仿佛将人丢进干燥机中长时间工作，眼睛自然会变得干巴巴。

在如此严酷的环境中，身体为保护重要的眼睛，会一直不停地分泌眼泪。长此以往，泪腺终会耗尽力气，然后就出现干眼症。

这可以说是事关性命的严重症状。为什么这么说？

位于眼球最外层的是眼角膜，但眼角膜不会直接与空气接触。

泪水会将眼角膜包裹住，以防止灰尘细屑进入眼睛。

要知道，即便只是一颗细小的灰尘进入眼睛，眼睛也会感觉刺痛，睁不开，从而让人无法集中精神。

若在狩猎的原始时代，得了干眼症，就意味着随时有可能被危险的动物盯上，性命朝不保夕。

在现代，严重的干眼症自然就意味着不能再用电脑进行工作，从而导致失业。这样的例子在现实中时有出现。可以说，干眼症会让人的生活陷入危机当中。

更为重要的是，若没有眼泪，氧和营养也会输送不到眼睛。

实际上，眼泪的作用不光是清洁、保护眼睛，它还负责将氧和营养输送到眼角膜，就像血液将营养输送给全身的细胞一样。

眼泪中除了含有维生素及葡萄糖等成分，同时也有乳铁蛋白、免疫球蛋白 A（IgA）、生长因子（刺激细胞生长活性）、表皮生长因子（EGF）等成分，几乎与血液成分一样。

　　而且，眼泪与血液中都含有原始海洋的物质成分。

　　一般认为，分泌眼泪的泪腺含有与原始海洋一致的物质成分。

　　眼泪就如同孕育生命的原始海洋，它的枯竭无异于在说：生命之源的血液出现了重大的危机。它就像一盏信号灯，警告人们体内的营养和氧元素无法传遍全身。

　　还有，若频繁使用眼药水，反而会加重干眼症。

　　因为用眼药水滴眼睛就类似于用肥皂来洗手，会把重要的营养成分及保护眼睛的成分都洗掉。

　　想想看，一天内频繁地用肥皂洗手，手的皮肤也会干燥开裂吧？

　　根除真正的病因，让身体恢复正常功能分泌泪液，比滴眼药水有用得多。

秘诀：老了也不会得老花眼

老花眼会看不清近处的事物，这是因为眼睛聚焦的功能衰退了。

对于老花眼，很多人都误以为只要上了年纪就会得。其实，老花眼绝非眼睛的老化。

如果上了年纪就会得老花眼，那 61 岁的我也该得老花眼了吧。

然而，实际上我的视力还保持在 1.0，目前也没有得老花眼的征兆。

在我的诊所里，50 岁以上的工作人员里也没有一个人得老花眼。

老花眼并不是人们只要上了年纪就会得的"无奈之症"。

另外，有一种说法称，近视的人很难得老花眼。很遗憾，这是一种错误的观点。

老花眼不过是被近视眼掩盖，较晚被发现罢了。

得了近视眼的时候眼睛就已经衰弱了，一旦再得老花眼，眼睛衰退的速度就会比平常更快，这点一定要注意。

很多人一旦发现自己出现了老花眼的症状，就会失落地认为自己也渐渐踏进了老年人的行列，从而失去精神，甚至一下子变得苍老许多。

人一旦不去挑战新事物，大脑就会得不到刺激。极端地说，此时患上痴呆症的风险也会增高。

所以能防止这种情况还是要尽量防止，这对心理健康也有好处。

我们回归正题，老花眼的成因既然不是眼睛老化，那么到底是什么？

关于老花眼真正的原因，我们将在接下来的第 2 章里进行讲解。

　　大家现在只需记住一点：只要能正常供应眼睛所需要的养分，老花眼的症状很快就会明显地得到改善。

　　大家一定要心怀希望！

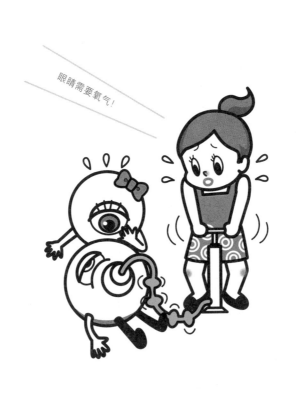

第**2**章

改善眼睛的血液循环
是视力恢复的最大秘密

别再自以为是！重新认识眼睛和治疗办法，
守护全家人健康。

生病是因为人体60兆个细胞饿了

人们总会在无意识中过度用眼。

眼睛出现问题的主要原因到底是什么？

眼科医生都会众口一词地告诉你"原因不明"又或者"眼睛老化，所以没办法"……

但是，使用今野式视力恢复训练法后，人们即便年老也不会得老花眼，哪怕是医生口中病因不明的眼疾也能治好。

关键是，我们不要小看人体的自愈力。

引起眼睛问题的主要原因就是氧供应不足。

要知道，吸取氧是人类生命活动根本中的根本。

据说人类就算不吃饭，仅仅喝水也能活 1 个月。

可是，说到憋气的时间，世界纪录保持者也只能做到 22 分钟不呼吸。

普通人只要 1 分钟不呼吸都会痛苦得动弹不得，10 分钟不呼吸心肺功能便会停止，甚至可能会死亡。

人体由 40 兆～ 60 兆个细胞组成，这些细胞全都以氧为能源。也就是说，正因为有氧，人才能生存、活动。

何况，眼部肌肉和心脏一样，是人体中活动量最大的部位。

为驱动肌肉一天运动 10 万次，就必须为肌肉提供大量的氧。

然而，在氧供应不足的情况下，身体会首先将氧提供给事关性命的大脑、心脏等器官。相应地，眼睛就会得不到充足的氧，从而陷入缺氧的状态。

氧一旦不足，活动最频繁的睫状肌就会受到影响，从而导致近视与老花眼加重。

哪怕视力没变，氧不足也会导致新陈代谢减慢，进而使晶状体出现混浊，引发白内障，或者引起眼球内的代谢变化，引起飞蚊症。眼球组织内还充满着一种被称作房水的体液，房水滞留在眼球内会对视神经造成压迫，并导致眼睛营养不足，引发会导致失明的青光眼。

有些患严重干眼症的女性还出现过"睡眠无呼吸综合征"（又称"睡眠呼吸暂停综合征"），即在睡觉时会出现数分钟的呼吸停止，导致人体陷入慢性缺氧的状态。

眼睛出问题的部位因人而异，但表现出来的都不过是近视、老花眼、远视、青光眼等几种症状。

不论眼睛出现怎样的问题，归根结底其真正原因都是供氧不足。

更进一步来说，癌症、脑中风、心脏病、动脉硬化、高血压、子宫肌瘤等所有疾病的成因都可以归结为供氧不足。

德国的诺贝尔医学奖获得者奥托·瓦尔堡博士及众多日本权威医生都曾提出过这一观点。

不解决供氧不足这一根本问题，无论从人体外侧进行怎样的治疗或矫正，都必定无法根治这些眼部疾病，它们最终还是会复发。

氧需要靠血液来运输。

因此，改善眼睛的血液循环是视力恢复的最大秘密。

眼睛的构造

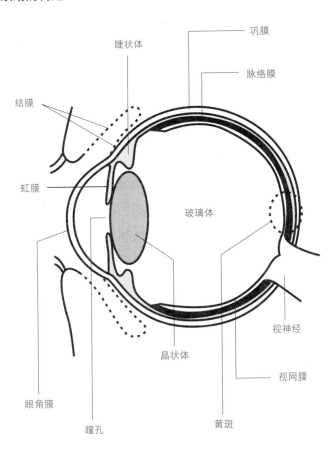

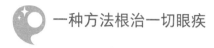

一种方法根治一切眼疾

很多人都认为近视和远视是两种截然相反的病症。

还有人觉得小孩子容易得近视，人老了就会得远视。

但是，正如之前所说，近视和远视产生的根本原因都是供氧不足，即血液循环障碍。

而我开发的今野式视力恢复训练法针对的是供氧不足这个根本原因，所以恢复训练不但能改善眼睛周围的血液循环，还能改善全身的血液循环。

因此，不论是对近视、远视、青光眼还是对白内障，都有较好的治疗效果。

今野式视力恢复训练法的方针很简单：

从内脏开始改变，让氧能正常地输送到全身各个部位。

即，调整体内脏器，让人体自愈力最大限度地觉醒。

此方针既没有药物的副作用，也没有手术的风险，安全且更有效果。这是我根据数万人的诊疗经验总结出来的结论。

受伤的伤口会自动愈合，得了感冒，身体会通过发热杀死体内的病菌，这些全都依赖于人体的自愈力。

若没有促使新生细胞附着在一起封堵伤口的自愈力，哪怕请再高明的医生来缝合伤口，伤口也绝不可能愈合。

可见，增强自愈能力最重要。

接下来，跟大家说一件稍具冲击力的事吧。

英国曾做过一个试验，让感冒的人吃各种不同的药物，来看哪种药最有效果。

结果发现，什么药也不吃，老老实实躺下休息的那一组人感冒好得最快。

这就是人体蕴含的自我治愈的力量。

人不停地吃药，会给负责解毒的肝脏造成负担，阻碍自愈力的发挥。

因为眼睛和肝脏有很深的联系，所以，不停地吃药会延缓眼睛的恢复。

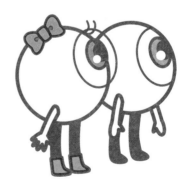

别以为"眼睛疲劳，睡睡就好"

很多人都有过这样的经历：眼睛疲劳时会感觉眼睛里面疼得厉害，甚至会睁不开眼。

人通过眼、耳、口、鼻、皮肤等五种器官来接收外界的各种信息。

值得注意的是，在人们接收到的所有信息中，约有八成信息都是通过眼睛得到的。

没错，一年365天，我们天天都在使用手机、游戏机和电脑，这就导致用眼过度。在我们的日常生活中这种情况非常普遍，所以眼睛疲劳几乎可以说是不可避免的事。

几乎所有的人都轻率地认为，眼睛累了，只要睡一觉就会好。所以，他们从不重视眼睛疲劳这一问题。

但是，我们千万不要小看眼睛疲劳。

眼睛疲劳确实不是病，但任由疲劳积攒的话，视神经和睫状体因为根本就没机会恢复，所以只会一味地虚弱下去。

结果就导致眼睛出现了问题。

而且，眼睛一旦出现疲劳，就无法顺利地给大脑传递信息，人的集中力和认知能力也会因此下降。眼睛疲劳甚至还会引起头痛、肩膀酸痛、脖子酸痛、恶心干呕等不适症状。

更进一步来说，眼睛的疲劳若不解除，人体的自愈力就会变弱，免疫力也会随之降低。在这种状态下，人就会很容易感冒或发生过敏，也容易患生活方式病。

人体的口、鼻、脖子、肩膀等全身部位都会出现疲劳，但对于味觉和听觉等感官的疲劳度我们却很难明确感知。

只有眼睛的疲劳度可以通过"看文字的清晰度""视力"等数值来推测，所以我们可以很容易地察觉出眼睛的异常。

身体的不适本就容易表现在眼睛上，若眼睛感觉疲劳，就意味着全身都处于疲劳的状态中。希望大家不要对此掉以轻心，此时应重新审视自己的生活。

青光眼：致盲第一大症也能治好

"我不想失明！我到底该怎么办？！"

经常会有一些走投无路的人来到诊所，他们患的都是青光眼。

青光眼是导致日本人失明的第一大眼疾。

青光眼患者人数每年都在增加，2013 年接受治疗的青光眼患者据推测约有 40 万人。

然而，我们认为，实际中存在着 10 倍以上（400 万人）的潜在患者。

因为，青光眼几乎没有任何可以自我察觉的征兆。

很多时候，患者的视野都会在不知不觉中一点点地缺失，等患者察觉的时候几乎已经到了回天乏术的程度。这种恐怖的疾病正是青光眼！

眼压（眼球内部的压力）的作用是维持眼球的正常形态。

之前，人们普遍认为青光眼是眼压上升压迫视神经，导致神经信号传递恶化，从而出现视野缺失的现象。然而，最近有些眼压在正常范围内（1.33～2.79千帕）的人也患上了青光眼。

这种情况是由于眼部血液循环障碍引起视神经衰弱，从而导致眼睛渐渐失明。眼压正常的青光眼患者不断增加，已经占青光眼患者总数的七成。

另外，该引起注意的是，近年来在30~40岁的青年人中，青光眼患者的数量在不断增加。

甚至二十几岁的年轻患者也屡见不鲜。

这一现象意味着一切的罪魁祸首都是"血液循环障碍"。

眼压增高归根结底也是血液循环障碍惹的祸，往深一层说就是供氧不足。因此，反过来说，青光眼还是有可能治好的，所以不用担心，还请大家放心。

即便是那些被检查出眼压过高的人，在按照本书介绍的恢复法锻炼后，几乎都恢复了正常眼压。[参考平成二十五年（2013年）实绩：181人中有160人眼压回归到正常值；其余21人都是听从了眼科医生的指示，接受了手术或药物治疗。]

青光眼绝不是不治之症，大家千万不要放弃治疗。

别被病名中的"老年性"这几个字欺骗了

在欧美，致盲原因排在首位的是老年性黄斑变性症。

这病名对很多人来说有点陌生，但近年来它的患者数却在逐渐增加。

黄斑位于视网膜的中心，主要功能是识别物体的形状、颜色及大小。黄斑出现变异会导致视力低下，继续发展下去还会引起失明。

老年性黄斑变性症，病名上虽带有"老年性"三个字，但它和老花眼一样，并非年龄大了的人才会患上。近年来，30~40岁精力旺盛的男性老年性黄斑变性症患者人数在不断增加，比60岁以上的患者还要多。这就是老年性黄斑变性症与年龄无关的最好证明。归根结底，这种病是供氧不足所导致的。

补充说明一下，老年性黄斑变性症大致可以分为以下两类：

第一类是萎缩型，症状是供氧不足导致视神经衰退，视网膜细胞不断减少。

第二类是渗出型，症状是供氧不足，眼睛缺乏营养，眼球为获得营养就会增生出一些脆弱的新生血管。

不论是哪种类型，它们的主要成因都是眼睛供氧不足。

我认为，青年一代的男性中老年性黄斑变性症患者增加的原因有两个：用眼过度和营养不足。热衷于工作是好事，可身体是工作的资本。不要以为眼睛能看得见是理所当然的事。我真切地希望，大家能马上用今野式视力恢复训练法来改善自己的健康。

孩子视力差，父母是罪魁

随着日本进入老龄化社会，小孩子的数量也在不断减少。

然而，这几年到我诊所的孩子数量却在激增。比之 10 年前，来看病的孩子数量大概增加了四倍。

我看到孩子们的情况后深感遗憾。大人身上尚且蕴含着强大的自我恢复能力，更何况小孩子。他们视力恢复的可能性本就相当高，可父母们却总希望马上给孩子配上眼镜。

近年来，小孩子视力下降的很大一部分原因是长时间玩游戏机，或常吃一些营养价值低的食物。

小孩子无法选择自己的生活方式。保护他们的眼睛是父母的责任。

父母若肯多上点心，孩子的视力至少不会在小学阶段就大幅下降。

父母们第一该注意的是孩子们长时间看电视、玩游戏的问题。

让孩子看电视、玩游戏是使孩子安静下来的最省事办法，所以很多父母为图方便，会毫无时间限制地让孩子看电视、玩游戏。这种父母该好好注意一下。

第二该注意的是营养不足。很多父母老喜欢给孩子吃糖果、面包、快餐，却极少给孩子吃蔬菜，这很容易导致孩子营养不足。

第三该注意的是灯光照明。有些家庭的台灯是放在桌子的一侧，这会导致孩子单眼视力下降严重。

第四该注意的是姿势不正确引起的缺氧。孩子驼背会对肺造成压迫，导致供氧不足。

很多人都以为自己经常到户外活动身体，血液循环根本不可能出问题。其实他们都太小看姿势的影响了。驼背的时候人体吸入的氧气只有通常的 1/5，长此以往就会造成氧气供给出现巨大缺口。

有时候，不论家长怎么叮嘱孩子，要他们每天都做恢复视力的训练，但是孩子就是不肯实行。这时候，家长最好是趁孩子熟睡后，帮他们按摩眼睛，或给他们敷上热毛巾。这样做得到的效果与什么都不做是完全不同的。

我想大家看到这里应该都明白，眼睛问题的成因是供氧不足。供氧不足除了会影响眼睛外，还容易让人出现发呆、疲劳等症状，引起各种疾病，使身体各项功能出现异常。

那么，我们该怎么做才能给眼睛提供充足的氧呢？

在这个问题上，有两点至关重要：

● 锻炼与眼睛有深切关联的内脏；

● 改善眼睛周围的血液循环。

关于这两点，我将分别在第 3 章和第 4 章为大家讲解。

接下来我们先来个自我检查，请各位读者务必在了解自身眼睛的状况后再往下看。

测试：身体发出的救命信号你懂吗？

1 身体出问题了！——按中府穴有痛感

中医学认为，人体内名为"经络"的通道负责将能量运送到全身各组织。

在经络上，有一些能量容易滞留的点。这些点就是"经穴"，即所谓的"穴位"。

与肺相连的"肺经"上有一个名为"中府"的穴位，若轻轻一按就有痛感，则说明眼睛和身体都缺氧。

中府穴位于锁骨下窝外侧，肩膀与胸部交界的凹陷处。

对男性而言，乳头外侧旁开两横指，往上直推三条肋骨处即中府穴。

我的患者中有九成都是一按中府穴，就会忍不住喊疼。他们觉得自己每天呼吸都很顺畅，没有任何问题，压根没想到身体居然会缺氧。

然而，坏的姿势、过浅的呼吸、睡眠时无呼吸综合征等各种原因都会导致供氧不足，还请大家多加留心。

中府穴位置

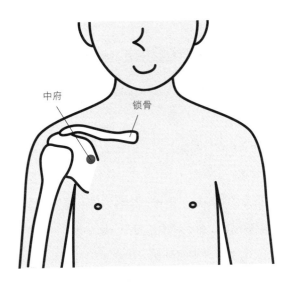

② 身体问题很严重！——按少商穴有痛感

少商穴位于大拇指指甲根边缘处。

少商穴在肺经上，是气能量涌出的点。若按压此穴感觉到钝痛（不太尖锐的疼痛，与刺痛、刀割样痛相反）或不自然，就证明缺氧严重。

用右手手指轻轻捏住左手大拇指的指甲根，按压一下吧。若身体供氧充足，按压是不会有疼痛感的。

用力按压少商穴

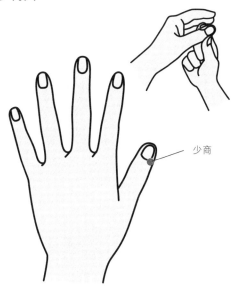

少商

3 你用眼过度了！——按压眼球感知无弹性

过度用眼的人或眼睛有问题的人眼球都会发硬。

试着闭上眼，隔着眼皮用中指轻轻按压整个眼球。但请千万不要用力按压。

理想状态的眼球，按下去应该会像大福饼（也称夹心糯米团，是一种点心，与放大版的汤圆很像）一样柔软且有弹性。

若眼球按压手感比大福饼硬的话，则很有可能是晶状体正在硬化。晶状体一旦开始硬化，患上白内障、青光眼的概率也会随之增高。

如果家里有小孩的话，可以轻轻地隔着眼皮，摸一下他的眼球。小孩子的眼球应该是相当有弹性的。

4 小心青光眼！——轮流捂住双眼看周围视野缺失

青光眼不会有疼痛现象，所以一般发现得比较晚。但青光眼引起的视野缺失是无法恢复的，最好是趁早发现。

青光眼很多时候都是单边眼睛出现视野缺失，所以必须要两只眼睛轮流看同一片景物以检查是否有视野缺失。

用右手遮住右眼，用左眼看完后，再换左手遮住左眼，用右眼看。

不要只看眼前的事物，要让眼球转动一圈，看遍所有的角度，好好确认有没有看不见的范围。

两只眼睛一起看的时候，即便一只眼出现了视野缺失，另一只眼也会将缺失视野补上，所以无法察觉。

如果只有一只眼出现视野狭窄或部分视野模糊的现象，则说明青光眼很严重了，请赶紧找医生接受诊察，并开始按第4章所述的方法进行恢复锻炼。

5 你的内脏硬化了！——按压腹部有硬物感或痛感

大家按一下腹部，检查内脏有没有硬化。内脏若硬化，横膈膜就无法正常往下沉，肺部也就无法舒张，呼吸自然变浅了。

大家用双手中指顺时针地按压以肚脐为中心半径 10 厘米

轻按腹部，以软化内脏

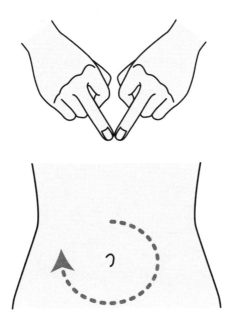

内的范围。

用按压部位下沉 1 厘米的力度按住 3 秒,这期间保持呼气。若此时感觉到皮球一般的弹性,则说明胃肠没有硬化。

如果此时感觉到好像有东西在顶着,或者有痛感,则说明胃肠硬化了。平时只要如上页图所示般,轻轻地按摩腹部,就能使内脏软化。

6 自律神经系统紊乱——按承山穴无痛感

承山穴位于膀胱经上,对绝大多数人而言,不论外界对其施加怎样的刺激,按压此处时人们都会感觉到疼痛,这就是所谓的"痛点"。

如果按压住承山穴也没有感觉到疼痛,则很可能说明自律神经(独立自主、非人体意志可控制的神经)紊乱严重,眼睛也是相当虚弱的。即便目前眼睛还没有出现任何状况,也请马上进行视力恢复训练。

眼睛状况特别糟糕的患者刚开始按压承山穴时往往不会

有任何痛感，但恢复之后再次按压应该可以感觉到疼痛。

承山穴位于跟腱的最高处，跟腱与小腿肚交界的位置

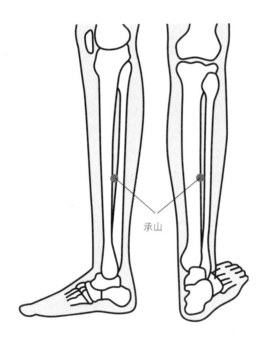

承山

7 是不是人未老眼已花？——远眺后近看视线模糊

老花眼的症状表现为，眼睛里相当于凸透镜的晶状体及调整聚焦的睫状体硬化。

最近，20 岁到 30 多岁的年轻老花眼患者在不断增加，所以哪怕还年轻，只要眼睛没法正常聚焦，就该多加注意了。

试着先盯着 20 米外的广告牌看几秒，然后再将视线移回到手中的书上，看那些细小的印刷字体。

若需要花上几秒来重新聚焦才能看清，则说明你已得老花眼。

通过以上 7 项检查确认后，大家的眼睛状态到底如何？

只要以上检查有 1 项出问题，都说明你眼睛的状况不容忽视，改善刻不容缓。

请务必按第 4 章介绍的恢复法进行锻炼。

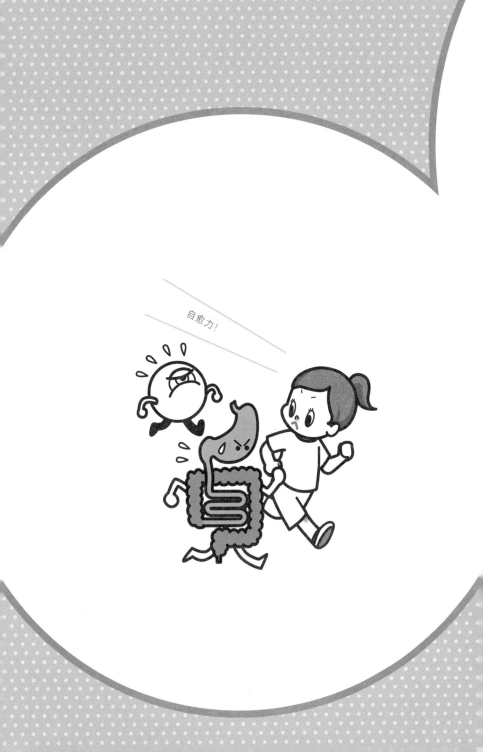

第 **3** 章

让体内的自愈力觉醒

给眼睛喂饱氧气和营养，同时，神经、
内脏和大脑，锻炼根源一个都不能少。

警惕！身体有问题的人都觉得自己没病

人体若有哪个部位出现了问题，大脑肯定会发出危险信号。

在视力降低之前，眼睛应该会变得容易疲劳，难以睁开。青光眼在严重到视野丧失前，视线会先变得模糊，眼睛深处会感觉疼痛。

可自律神经若失去平衡，人就无法察觉这些危险信号。

因为，自律神经的作用是控制血液循环、消化等在人的无意识间维持生命的活动。自律神经一旦出现紊乱，身体全部的机能都会衰退，大脑发出的信号也会变得迟缓，于是身体对不适的感觉也会变得迟钝。

有太多的患者都是等到视力恶化严重，甚至是视野出现缺失后，才跑来诊所求助。对此我觉得非常可惜。

有很多患者若是能早点发觉，病情也不至于恶化到这种地步。希望大家在知道自律神经对眼睛及健康影响有多大以后，能时时注意自身自律神经是否平衡。

不过，自律神经紊乱表现出来的状况也是因人而异的。自律神经紊乱一般有头痛、头昏眼花、悸动等症状。另外，即便是医院也没有判定自律神经紊乱与否的明确标准，所以普通人就更加难以自我判断了。

因此，我在下面一节设计了可供大家自行判断自律神经紊乱与否的参考项，请大家务必据此自行检查。

"生命的维持装置"自律神经紊乱的3个暗示

若有以下行为或症状，则说明自律神经紊乱严重：

1 连续数小时使用电脑

电脑屏幕会放射出颜色和光，这给眼睛造成的负担是纸质书本的很多倍。一般来说，盯着电脑屏幕看 30 分钟，眼睛就应该会感觉疲劳了。不经过几小时的休息还能继续盯着屏幕看，则说明你的自律神经已经相当麻木了。

2 没有感情起伏

"最近都没什么值得高兴的事。"

是不是最近看电影或电视时，都没怎么哭和笑了？如果是的话，那证明你的自律神经已相当紊乱。

3 明明不记得有碰撞，身上却出现了不少瘀青

自律神经失衡过于严重时，人就会感觉不到疼痛。

自己或许会觉得"反正不疼，应该没事"，但身体其实已经快要发出悲鸣了。

有些自律神经失衡严重的人，甚至连对烧伤都没感觉。到了这种程度已经可以说是非常危险了。

有刚才列举的 3 种行为或症状的人，即便身体还没出现病痛，也该有意识地关注自己的身体，尤其是眼睛。

自律神经不会突然某天出现混乱，都是平时一点点失衡的。这就像屋檐滴落的雨水，不停地滴上十几年，也能在混凝土上滴出个洞来。

对一些微不足道的小事若不多加注意，等你回过神来时往往都已经造成了无可挽回的局面。

自律神经紊乱光靠药物治疗需要5~6年

曾经有1位女士在1名男性的搀扶下来到我的诊所，她说自己近13年来始终没法在榻榻米上睡觉。

我问她为什么没法在榻榻米上睡，她回答说，因为睡觉时稍微一动就会感觉强烈的头晕，所以睡觉时不敢翻身，一直都是靠着墙睡。

这位女士担心没法熟睡会导致身体疲劳，进而没法工作，于是四处求医。这13年间她一直在吃针对自律神经失调的安眠药和安定剂，但情况一点都没改善。

于是，担心她的朋友就带着她来到我的诊所。

我一看这位女士，心里就在想：她的自律神经失衡很严重。通过交谈得知，她在外资律师事务所上班。

她每晚都要加班到很晚，有时到外国出差还要配合时差，颠倒日夜工作。上班时与人应酬的压力，加上事务所搬迁等杂事，导致她的自律神经出现了紊乱。

问明情况后，我就给她详细解释了自律神经的运作机理，指导她一点点地活动身体，锻炼内脏。于是，我只用了半年就治好了困扰她13年、吃药也治不好的头晕。1年后，她已经完全恢复精神了。

即便不去留意，我们的心脏也会跳动，胃也会消化食物，体温也会自动调节，这一切全依赖于自律神经。

可以说自律神经是"生命的维持装置"。

如此重要的功能出问题时，现代医疗居然拿不出一套系统的治疗方案，最多只能给病人开药！

一般认为，自律神经总是一点点地紊乱，要花很长一段时间才会表现出严重的症状，若不花上同样长的时间去治疗，根本无法恢复。

想光靠吃药治疗自律神经紊乱，至少也得花上五六年时间。

因为，自律神经的运作机理是配合人体活动，向各组织器官发出最适合的指令。例如，在突然降温时，自律神经就会让血管收缩，以防止体温的下降。

药物即便能稳定心绪，调整平衡，也终究无法代替自律神经发号施令。药物治疗的效果是有极限的。

让体内的自愈力觉醒才是最有效的办法。

胃肠出问题，视力也会下降

树根对树木来说就是生命力之源。

树根深深地扎进泥土中，支撑粗大的树干；而且，树根拼命地从泥土中吸收水和养分，好让树木枝繁叶茂，开出美丽的花朵。

在人体中，这"树根"无疑就是胃肠。在中医学中，胃肠是最为重要的脏器。没错，胃肠比心脏还重要！

为什么说胃肠是最为重要的脏器？因为我们的血液、骨骼、肌肉等身体的一切都由胃肠吸收的养分组成。

若没有胃肠对人们摄入食物的消化及吸收，人类就无法生存。

胃肠虚弱，消化就不好，营养没来得及吸收就被排出体外，与眼睛紧密相关的肝脏也没法得到所需的营养。

胃肠健康，营养就能正常地运送到全身各处，眼睛的问题也将有所改善。

一般情况下，人的内脏无法从体外触摸到，而内脏的运作又受制于自律神经，所以人们都以为自己无法控制内脏。

其实不然，人们通过按摩腹部，摇摆身体，可以从外侧刺激内脏，从而激活内脏。

幸运的是，最容易通过外界刺激激活的内脏正是胃肠。

研究表明，成人的肠道内侧铺开来，面积足有一个网球场大，胃和肠组合起来，在内脏中所占的空间也是最大的。

若激活胃肠功能，还能反过来影响自律神经，达到激活自律神经的效果。

自律神经的状态变好，血液循环也会有所改善，眼睛也就能得到充足的氧。我每次说眼睛的问题与胃肠有关系时，大家都会大吃一惊。

可是，的确有很多患者说："这么说来，胃肠出现问题后，视力确实会下降。"

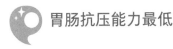 胃肠抗压能力最低

"感觉没食欲，胃里阵阵绞痛。"

"一紧张就闹肚子，老要往厕所跑！"

人在感受到过大的压力时，几个脏器中最先出问题的肯定是胃和肠。这是为什么呢？

这是因为人一焦虑，自律神经就会紊乱。

而胃肠则是受自律神经影响最大的器官，所以会最先受到伤害。

有一个消防员特地从北海道跑到我的诊所，说最近视力不断下滑，甚至还影响到了工作。

消防员经常与危险为伍，稍不注意就会受伤，甚至送命。他们在晚上也不敢深睡，随时都有可能被叫起来工作，所以很容易积攒压力。

我对他进行触诊过后，发现他的胃肠都变得硬邦邦的。

我先是在他肚脐附近按摩了一下，让他变硬的胃肠软化下来。这样做的目的是复活内脏功能。

随后，我指导他进行内脏康复的训练，并让他利用零散的空闲时间，进行深呼吸以激活副交感神经。

1个月之后，他的自律神经已恢复平衡，该集中精神的时候他能集中精神，该休息的时候他也能好好地放松。随着内脏健康状况得到改善，他的视力不再继续恶化，已经开始缓缓恢复。

内脏好眼睛才好，从补充营养开始吧

若想锻炼内脏，好好摄取营养很重要。

或许大家对此都会觉得费解：如今这时代，便利店和超市都充斥着各种食品，为什么还会有人营养不良？

实际上，因视力问题来到诊所的患者中有三成患者的病因都是营养障碍。

尤其是20~30岁的单身男性，其中视力有问题的人九成以上都营养不良。[参考：我的诊所在平成二十六年（2014年）1~4月间诊疗的单身男性共有170人，其中155人是营养失调。]

他们典型的生活习惯是这样的：

早上总是在快迟到的时间起床，不吃早饭，在便利店买些饭团、饼干之类的零食充饥。中午老是吃拉面、盖饭、快餐等简单的食物。到了晚上，由于疲劳加上嫌麻烦，就只喝啤酒，吃些下酒菜……

这种饮食，即便能将肚子填饱，也无法让身体吸收到足够的维生素、矿物质、蛋白质等必需的营养。

想保证身体健康，光随便吃些东西填饱肚子是不行的。

人体含有的元素有 40 多种，其中蛋白质、脂肪、碳水化合物这三大营养素，加上维生素、矿物质，是身体的五大支柱，它们都是构成人体的重要成分。

因此，我们若不能均衡地进食米、肉、鱼、蔬菜，就不算真的吃了东西。总吃含大量添加剂的加工食品，会为分解毒素的肝脏带来沉重的负担，给眼睛造成恶劣影响。

营养不足，身体会开始"吃自己"

食物被胃肠吸收后，各营养素就会在肝脏分解、合成，再被运送到全身。因此，"吃"就是必须让营养素完全运抵肝脏。

但是，在胃肠功能衰弱时，消化不良会引起腹泻，养分还没被肠道完全吸收就排泄出去了，营养根本送不到肝脏。

那么，营养不足之后，肝脏会怎么办？

肝脏就会开始溶解自己的身体，以吸收营养。

其实分解脂肪也算是在溶解肝脏自己的身体。

肝脏不光会分解脂肪，还会从骨骼及其他脏器那里汲取营养。

换而言之，就是自己吃自己！

近年来，随着年纪增大，我清楚地感觉到自己的骨骼在逐渐变脆变细。头骨之类的骨头明显缩小了一圈，甚至都变形了。因此，我的脸上才会长出皱纹。

我觉得这不单纯是荷尔蒙的变化导致身体无法合成新的骨质，营养不足应该也是其中很重要的一个原因。

身体在自己吃自己……

若想好好地摄取营养，避免出现这种可怕的事，锻炼有"身体根本"之称的胃肠就显得尤为重要。

锻炼内脏根治疾病：原地弹跳比拉伸更有效

人是高级动物。

只要是"动物"，若不进行活动，身体机能就无法保证。

夸张地说，人若一动也不动，就意味着离死不远了。

我总是开玩笑说："想婆婆快点死的话，就什么事都帮她做。"

让婆婆衣来伸手，饭来张口，睡觉连被褥都给她铺好，让她一直坐着，不给她活动的机会，她的身体就会急速衰老。

玩笑就开到这，但由此也可以看出运动是相当重要的。

而在各种各样的运动中，用上下晃动身体的运动锻炼内脏（胃肠）效果最佳。

散步、拉伸这类舒缓的运动对内脏的晃动刺激较弱，无法达到锻炼内脏的效果。

相反，打篮球、打排球这种剧烈运动则很适合用来晃动内脏。可以的话，最好每天都进行剧烈运动，晃动内脏，好让内脏出汗。

如果能让内脏常出汗，那么，原本可能需要花上五六年时间才能恢复正常的自律神经，恢复速度也会加快。

但是，想要进行打篮球、打排球这类运动，还得先找一群同伴，预约球场，换衣服，更为关键的是，不专门腾出一段时间根本没法进行。总之，对于这类运动，想要每天都做，实在有点困难。

因此，很多人都抱怨，"没有时间""我没有运动的习惯""要是有自己一个人也能做的运动就好了"。这时，我一般都会向这类人推荐一种锻炼法——原地弹跳。

跳绳当然也可以，但原地弹跳连绳子都不需要。天气不好时也可以在家里做，更无须特意更换衣服，还不用担心遭遇失败。

除此之外，通过交互看向远处和近处的视力恢复法，可以改善睫状体的血液循环，但是，通过弹跳晃动内脏更能治本。

原地弹跳可以让"第二心脏"正常复苏

原地弹跳只要离地数厘米高就足够了。

因此，做此项运动时我们不用担心声音或震动会影响到周围的人。

原地弹跳看似简单，但其实身体要承受相当于自身体重六倍的负担，所以极短时间内就起到较为显著的运动效果。

弹跳一次跳 50~100 下，可以分早、中、晚 3 个时段来跳，争取一天跳 500 下。这足以让内脏出汗了。

或许有人会觉得，怎么这么多?！但大家只要试一下就知道，跳 50 下不过是眨眼间的事。不少人第一次就能连续跳100 下。

原地弹跳还能刺激有"第二心脏"之称的小腿肚、脚踝等部位，有助于促进血液循环和心肺功能。

　　与此同时，骨骼和肌肉功能也能得到增强。

　　这也就意味着，氧能通过血液强有力地输送到身体的各个角落。

　　不过，膝盖不好的人就不要跳了。

　　若身体允许的话，深蹲也能起到很好的效果，争取一天深蹲 100 下就可以了。

　　除原地弹跳外，郊游、登山这种在高低不平的地方走动的运动也能起到刺激胃肠的效果。

　　我就经常去离东京市中心最近的高尾山郊游。

　　虽然那是东京小学生郊游时爬的矮山，但也不要小瞧它了。

　　山里既有沿着沼泽的崎岖攀岩路线，也有适合散步的平缓山路，所以平时人们可以根据自身身体状况来选择合适的路线。总之，高尾山可谓一处不可多得的宝地。

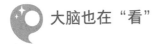 大脑也在"看"

除胃肠外，还有别的脏器需要激活以提高视力。

那就是大脑。

其实"看"是眼和大脑共同进行的工作。

我来简单解释一下眼睛工作的原理吧。

首先，眼睛捕捉到的影像会映在视网膜上。

视网膜会将眼睛捕捉到的影像转换为电波，经由视神经传递给大脑。

之后，大脑皮层的视觉区域部分就会将电波信号转换为大脑能理解的影像，至此我们才能"看得见"。

为了方便理解，我就用电视来做个比喻吧。

首先，眼睛就相当于捕捉影像的摄像机，视神经就相当于发送影像信号的电波，大脑就相当于显示屏（画面）。

大家可以这么理解：直到影像出现在显示屏上，我们才能清晰地看到影像。

否则不论眼睛捕捉到多少影像，只要大脑接收不到这些影像的电波，就等于我们没看到。

例如，你一边发呆一边走路，即便眼前有熟人经过你也注意不到。或者，明明要找的东西就在眼前，可就是看不到。

这正是因为大脑没有在看。

大脑没进行认知，即便映在眼里也等于没看到。

眼睛和大脑是紧密相连的。

因此，若能给大脑输送充足的血液，提供大脑必需的氧，就能同时提升眼睛和大脑的功能，视力改善的速度也会加快。

目能视物的原理

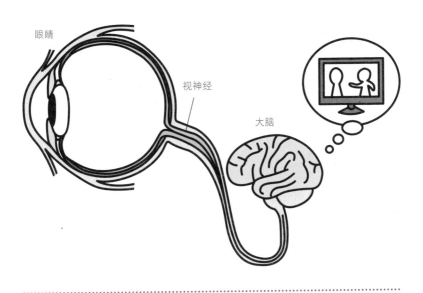

眼睛

视神经

大脑

录像机（眼睛）

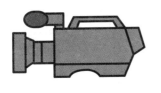

电波（视神经）

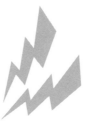

显示屏（大脑）

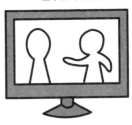

给大脑鼓劲，相信你能看得见

想要提升大脑的"视力"，除了提供充足的氧外，让大脑相信"看得见！一定可以看得见！"也是很重要的。

只要你认为能做到，就一定可以做到，你要是认为不行，最后肯定就不行。我想，大家应该都有过类似的经验。

例如骑自行车，大家刚开始尝试时，应该都骑不好吧。

可是，身边的朋友和家人却骑得轻松自如。骑车是谁都能做到的事，所以你也认为学会骑车是理所当然的。所以最后你肯定能学会骑自行车。

再举个例子。假如你很喜欢在人前讲话，而且也自认为自己讲得很好，可老师却对你说你讲得不行。

然后你就觉得自己不擅长在人前讲话，从而心灰意冷，最后真的渐渐变得不善于讲话。

视力也是一样。

大脑若整天想着"反正也看不清",从而消极放弃,那眼睛功能就算再怎么改善,视力也绝对好不起来。

近年来,视力低下的人增多的根本原因固然是身体供氧不足,而人们固执地坚持错误的认识也起到了很大的消极作用。人们总是消极地认为"不得不使用电脑,视力下降也是没办法的事""视力一旦降低就回不去了"。

人一旦钻进这种牛角尖后,大脑也会随之放弃,想着"眼睛好不了也是无可奈何的事",进而消极怠工。

想改善视力就要告诉大脑"眼睛能好起来!",你自己也必须坚信这点。

本来,有1.5的视力对大脑来说是最理所当然的自然状态。

可当视力没有1.5时,大脑就会丧失自信,人们的心理压力也会随之增大。大脑的焦虑会进一步破坏自律神经的平衡,还会产生负面的连锁反应。

其实,大脑和眼睛都渴望视力能好起来。

有一位非常想当空姐的女士来诊所找我咨询。

她跑到我这儿哭诉说，自己笔试和面试都及格了，可唯独视力不达标。

她的视力只有 0.05。

空姐要求裸眼视力要在 0.1 以上，以便在发生意外时，也能有足够的视力带乘客逃生。

让 0.5 或 0.1 的视力提升上去还是比较容易的。

但在视力不足 0.1 的情况下，视神经已经开始极度恶化，想短期内恢复视力很困难。

可是，空姐视力检测的日子迫在眉睫，只剩 1 周的时间。我必须帮她在短短 1 周内把视力提升到 0.1 以上。

我跟她说："我把你能做的事全告诉你，接下来的每天，你只要有时间就一定要把全部的锻炼都做一遍，要拼命地做！"

关于这位女士的具体锻炼内容，我将在接下来的第 4 章公开。

这位女士的情况特殊，由于所剩时间不多，所以我特意叮嘱她用心进行"想象法"的锻炼。

幸好她忠实地履行了我的教导，只用1周，她的视力就恢复到了0.2！

她顺利地通过了考试，如今正乘着飞机翱翔于空中。

通过这个例子，大家应该能切实地感受到给大脑鼓劲有多重要。

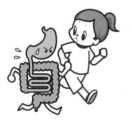

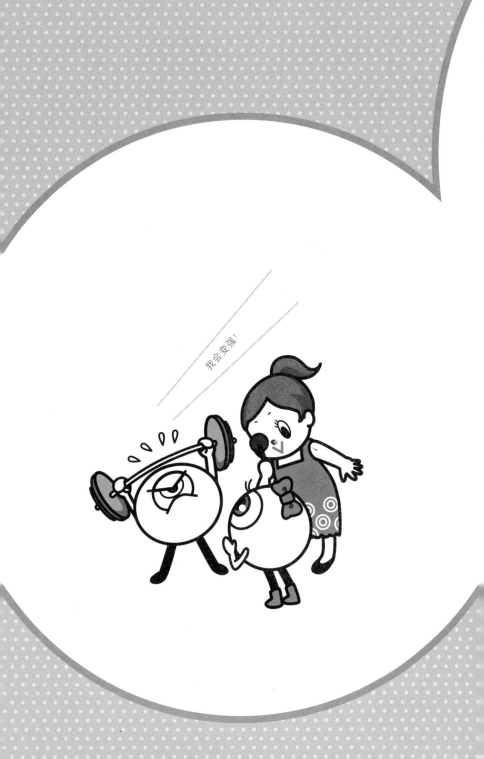

第**4**章

每天 5 分钟，动动手指，眼睛好舒爽

和呼吸一样，每天拍拍打打，
90% 的疾病一扫光。

必读：视力恢复法说明书

在讲述今野式视力恢复训练法之前，我们先来确认一下自己现在的视力。

用裸眼看一下广告牌或时钟上的数字。

然后，找出眼睛刚好能够看清楚这些数字的临界距离，做一个记号。

今后，我们就以这个距离为基准对比视力的变化，**每天都确认一下眼睛的状态。**

最理想的检查时间是在工作之后或洗澡之前，这个时间段疲劳程度差不多。

若出现看不清或模糊的状况时，就说明眼睛累了，需要用锻炼法来恢复眼睛的状态。若出现越来越难看清楚的情况，则该马上到医院接受诊疗。

检查完眼睛的状态后，就可以开始进行锻炼了。

锻炼没有顺序，可以选择从自己喜欢的锻炼法或易做的锻炼法开始。每一项锻炼法都花不了多长时间，所以想做就做，工作休息的间隙、洗澡的时候都可以。

我们最好是在一天内把所有的锻炼内容都做一遍。因为分别对眼睛、自律神经、大脑进行刺激，可以让眼睛看得更清晰。

有时候我们可能会感觉好舒服，想多做几遍。这时，只要保证每一遍中各项锻炼法做到位，一天做多少遍都无所谓。

这样，我们的身体会越锻炼越好。

拍打法：在眼睛上跳跳踢踏舞，恢复视力又美容

这是今野式视力恢复训练的核心方法。

所谓拍打法，就是手指像跳踢踏舞一样有节奏地对眼睛进行敲击。我们在诊所对 50 名患者进行了监控调查，数据显示患者们使用拍打法仅需数日，视力就全都得到了改善。

一名 40 多岁的男性视力从 0.07 提升到了 0.1，预定进行的准分子激光角膜原位磨镶术的手术也取消了。一名 20 多岁的女性视力从 0.1 提升到了 0.4。

一名 8 岁的男孩子通过练习拍打法，视力从 0.5 提高到了 0.8，从此不再需要眼镜！

还有很多患者反映，"视野清晰起来了""飞蚊症的黑影消失了""肩膀酸痛、头疼等问题都解决了"。有九成以上眼睛不好的人都会感觉脖子周围有不适感，在使用拍打法后，他们都说不适症状有所改善，喜报接连不断地传来。

做拍打法时，我们可以一次性刺激多个穴位！

大家一定记得把指甲剪短后再进行。

做拍打法时，需要敲击的位置有 3 个，如下图：

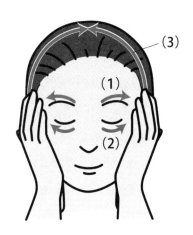

（1）沿着眉毛上方，从眉间向鬓角方向敲击；

（2）沿着眼睛下 1 厘米处，从内眼角向外眼角方向敲击；

（3）从鬓角向头顶方向敲击。

淋巴循环变好后，代谢物的排出也更顺畅。这种练习有很好的美容功效，能有效消除黑眼圈，预防皱纹出现和皮肤松弛。经常有人说我的皮肤白，这与我经常练习拍打法有很大的关系！

练习拍打法时，有以下 3 个注意事项：

● 每只手除大拇指外的四根手指，用指尖同时接触面部皮肤，有节奏地敲击。

● 敲击的速度是 1 秒钟 3 次，从步骤（1）开始，5 秒内一共要敲击 15 次，力度要稍微大点。但如果皮肤变红，则说明力度太大了。

● 力度要注意保持在"疼得舒服"的程度。

为什么仅仅是敲击就能有如此大的效果呢？

要知道，眼睛的周围聚集了很多有助于提升视力的穴位，不过想全部记住这些穴位有点麻烦。用这个方法，不用记住穴位正确的位置，也能轻松、准确、均匀地刺激到这些穴位。

而且，我们还可以在身体的其他部位进行拍打法，这能提高自律神经的工作效率，改善血液循环，为肌肉提供充足的氧，与穴位刺激互相促进，效果翻倍，让眼睛恢复原本的聚焦功能。

如果有空，对手臂、腿部、指甲 3 个部位也可以进行拍打锻炼。毕竟，自律神经遍布全身各处，这样能更有效地促进自律神经运作。

手臂的拍打法

　　用一只手的侧面敲击另一只手的手臂，范围是从手腕到手肘，来回 10 次，手臂的内侧和外侧都要敲击。

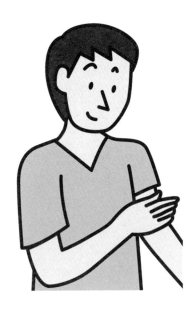

腿部的拍打法

用手的侧面敲击腿部，范围是从脚踝到膝盖，来回 10 次，腿部内侧和外侧都要敲击。

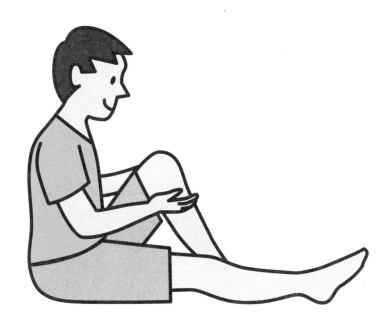

指甲的拍打法

用一只手的拇指和食指捏住另一只手的指甲盖两侧，进行点捏，每根手指 5 次。

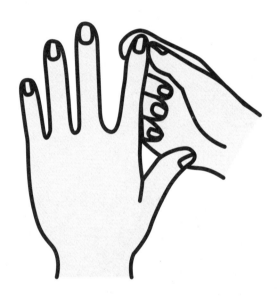

摇动法：手指晃动面部和头颈，眼睛肌肤齐焕彩

这个方法也是要用到双手除拇指外的四根手指。

指尖轻轻地贴在面部皮肤上，上下左右摇动起来。

只把皮肤弄得起皱是不行的，还需要我们有意识地摇动皮肤下的肌肉。

肌肉放松后血液循环也会更顺畅，大脑、内脏乃至全身因此都活跃起来。

用手指摇动皮肤，不仅能够缓解皮肤、肌肉及血管的紧张，使副交感神经变得比以前活跃，血液循环速度加快，而且能够调整自律神经的平衡。

同时，摇动法还有助于提高其他锻炼法的效果。

具体地，我们可以在 6 处位置采用摇动法进行训练。

（1）眉毛上方。四根手指与眉毛垂直，轻轻放到眉毛上，上下摇动 5 次。

然后，手指向着额头发际线一点点垂直移动，并在小范围内轻轻进行抖动。

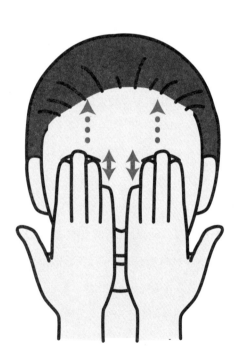

（2）眼睛下方颧骨位置。四根手指放到颧骨上，左右摇动 5 次。

手指向着耳朵方向一点点水平移动，并在小范围内轻轻进行摇动。

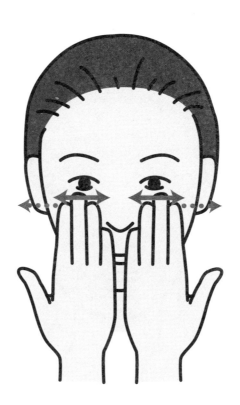

（3）外眼角和鬓角之间。四根手指按在外眼角和鬓角之间，左右摇动 5 次。

这时候手指摇动的位置，要比（2）手指最后所在的位置高 2 厘米。

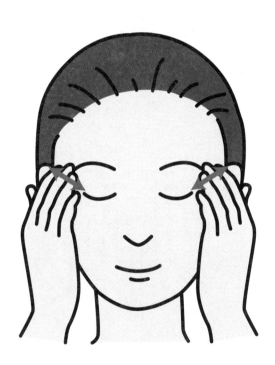

（4）双手手指按在耳朵或头部感觉舒服的位置，上下左右各摇动 5 次。

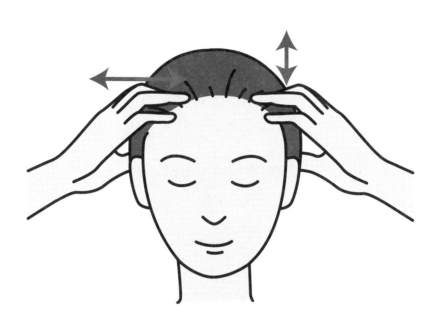

（5）单手手掌捂住脖子后的颈椎，上下左右各摇动 5 次。

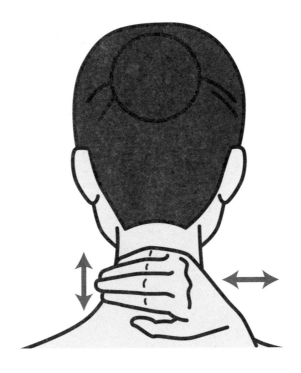

（6）双手按在脖子两侧，上下左右各摇动 5 次。

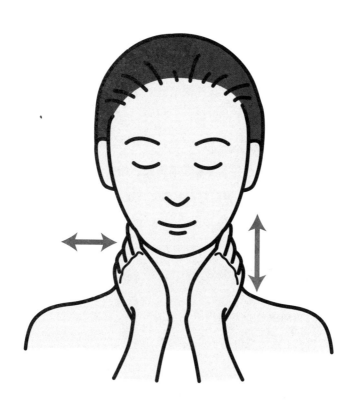

指压法：指压眼耳大穴，疼得舒服，眼睛才受用

所谓指压法，就是按压眼睛和耳朵周围能够为眼睛提供氧气的穴位。

在足疗按摩店等地方，按摩师通常会给客人进行强力按摩。但事实上按摩并非越痛越有效果。肌肉僵硬反而会让刺激难以传递，所以按摩时疼得舒服就行了。

眼睛周围的12个穴位

眼睛周围分布着与内脏相连的经络，刺激这些经络上的穴位对恢复视力来说是不可或缺的。

用中指的指腹逐一按在眼睛周围的 12 个穴位上，每个穴位都轻轻地揉 3 圈后再轻轻地按 3 秒。

不必在意穴位的正确位置。手指要比穴位范围大得多，

所以手指按在大致的范围内就可以了。

眼睛周围的穴位

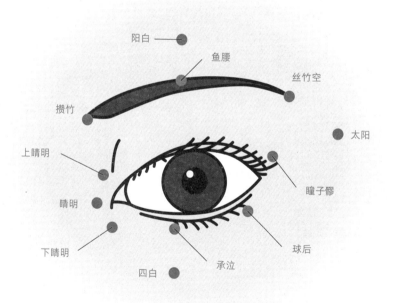

耳朵上的9个穴位

耳朵上聚集着很多影响全身的穴位。大家可以尝试左右拉伸一下耳朵，或把手指伸进耳洞中转动一下，这样能很好地激活全身的功能，提高锻炼法带来的效果。

拇指和中指夹在耳朵的穴道上，施以3秒钟强烈的刺激。然后用拇指和食指揉遍整个耳朵。

耳朵上的穴位

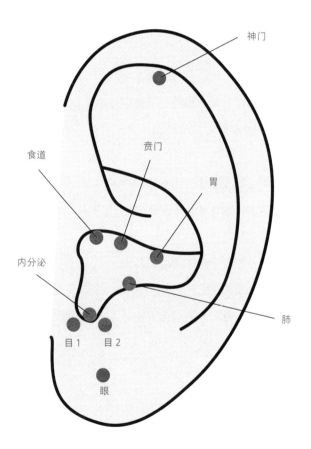

神门

食道

贲门

胃

内分泌

肺

目 1   目 2

眼

揉搓法：7步揉搓眼周，消灭眼疲劳、黑眼圈和小皱纹

在寒冷的冬日，我们总会下意识地揉搓双手取暖。也就是说，揉搓法可以有这样的效果——活跃血液循环与自律神经。

揉搓法还能改善淋巴循环，促进新陈代谢，消除眼睛疲劳，对消除黑眼圈和眼睛周围的小皱纹同样效果甚佳。

用双手中指的指腹轻轻揉搓肌肉。

用意念想象手指正在发热，再缓缓揉搓，能提高效果。

关于揉搓的部位，眼睛上下各有3处。从眼睛内侧开始，一点点地往外揉搓。

最后中指指尖轻轻地划过发际。

拇指按在下巴下方以作支撑。

（1）中指指腹按在眉毛上方，向着外眼角方向揉搓 5 次。

（2）中指指腹按在眉毛上，向着外眼角方向揉搓 5 次。

（3）从眼睛上方的骨头凹陷处开始，用中指指腹按着，朝外眼角方向揉搓 5 次。

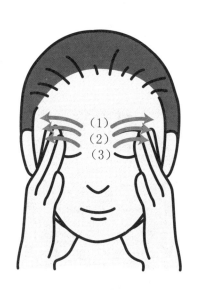

（4）中指指腹按在眼睛下方 5 毫米处，向着外眼角方向揉搓 5 次。

（5）中指指腹按在颧骨低注处上方，向着外眼角方向揉搓 5 次。

（6）中指指腹按在颧骨下方 5 毫米处，向着外眼角方向揉搓 5 次。

（7）最后，中指指腹轻轻按在鬓角处 3 秒。

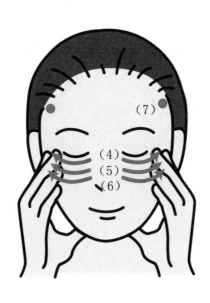

呼吸法：6秒口鼻并用，视力恢复事半功倍

人们在使用电脑或手机时总是低着头，这种姿势会堵塞气管，使呼吸管变窄，呼吸道会细得跟水龙头漏水一样。

在这样的姿势下，人们吸入的氧气只有人体氧气所需量的1/5。

持续地缺氧，会对身体造成不良影响。

这个时候，身体会减少对眼睛或其他器官的供氧，人体总体上能够勉强坚持住，所以人不会感觉到痛苦。但是此时，眼睛却会发出悲鸣。

还有些人喜欢张开嘴，不停地进行浅呼吸。这些人只会用嘴巴吸气，然后再用嘴巴呼气，不懂得用鼻子吸气，然后再用嘴巴呼气。

这样人体会很容易吸入病毒或灰尘，从而引发感冒。

只要呼吸时注意以下 3 点，改变呼吸的方法，就能锻炼呼吸系统，大大地改善眼睛的状态。

（1）要从鼻子吸气。

鼻腔带有过滤功能，能防止空气中的尘埃或细菌进入身体，同时还能给吸入的空气加湿增温。

（2）开始呼吸时，先从嘴巴呼气。

说到深呼吸，有些人会以为就是拼命地吸气。但若不把肺中的废气吐出来，再怎么深呼吸效果也不佳。

首先，我们要把气完全地吐出来，把肺清空了之后，再尽情地呼吸。

在吸气时，我们可以试着想象自己的肺部整个鼓起来，后背也随之舒展开，这样能带来更好的效果。

（3）呼和吸都要持续 6 秒以上。

肌肉纤维的运动只能持续 5 秒。若给肌肉施加持续 6 秒以上的负担，肌肉就会通过增加纤维数来承受负担，所以持续 6 秒以上的呼吸能很好地锻炼呼吸系统。

深呼吸同时也能舒缓眼部肌肉，促进血液循环。

还有，如果体内的氧气充足，拍打法、摇动法、穴位指压法的效果也会大增，肩膀酸痛、头痛、失眠等不适症状也能快速得到改善。

塑料瓶呼吸法：每天50次塑料瓶长呼吸，神清气爽面色好，还能减肥

大脑疲劳会降低视力，也会让眼睛的生理机能下降。大脑疲劳的主要原因是供氧不足。

让肺更有效率地吸入氧气，为大脑提供充足的氧，就需要用到塑料瓶呼吸法。

我们先要准备一个 500 毫升的塑料瓶。

（1）用锥子在塑料瓶底开三个直径 1.5~2 毫米的小孔，3 个孔要相互分开。

（2）用嘴含住塑料瓶的瓶口，从鼻子深吸一口气，要持续 6 秒以上，再从嘴巴呼气。

方法看似很简单，但却格外需要用力，可以让人切实感受到肺的功能正在被强化。刚开始时，一回做 10 次就可以了。

呼吸 10 次都觉得困难的，证明呼吸系统状态不佳。一般

可以从 5 次开始，一点点地增加次数。

有些人在还没法做到 10 次时，若勉强做下去可能会头晕，所以请不要勉强。

大家要以一天做 50 次为目标。在每次工作或做家务中途休息时，做 5~10 次，目标会比想象中的容易达成。

塑料瓶呼吸法做多了会神清气爽，脸色红润，持之以恒必能收到改善视力的良好效果。

在能做到一回 10 次之后，我们就可以挑战"长呼吸"。

先是将瓶底的一个孔堵起来，再呼气。每次呼气都要持续 10 秒以上，直到把肺中的空气都吐光为止。

小孔减少后，呼气时遇到的阻力会增加，从而能更进一步锻炼呼吸系统。

做这一高级锻炼法，请以一天 30 次为目标。

有一位 40 多岁的女性由于眼睛疲劳，经常晚上睡不好。可自从她做了塑料瓶呼吸法的锻炼后，每天晚上都能安睡。

还有，进行了这个锻炼后，我们全身的疲劳感也都会烟消云散，早上起来感觉很清爽，每天的生活、学习也变得轻松起来。

而且，我们即使走楼梯也不喘气，轻轻松松就能爬上楼。

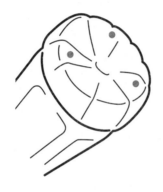

用锥子在瓶底开3个直径1.5~2毫米的小孔。很多人在进行这个锻炼之后，都反映说体重也降下来了。

想象法：放松大脑，想象美好场景，视野变清晰

现代很多人都喜欢一心多用，例如边看电视边照顾小孩、洗衣服，或是边看邮件边写文件。

一心多用，看似能够同时处理多件事情，但是实际效率却非常低。

不先集中精力干完一件事再做下一件事，集中力就会分散，结果导致什么也做不成，这也是大脑疲劳的原因。

大家应该都感受过，肌肉使用过度后会酸痛，但大脑使用过度时不会产生痛感，你只能通过别的感受来推测大脑是否疲劳，例如心不在焉、工作速度下降、判断力下降等。所以，大脑很容易在不知不觉中陷入疲劳。

当我们的大脑出现疲劳状态时，请务必用以下 2 种方法来让大脑休息一下。

（1）闭上眼，想象一些能令自己放松，或感觉快乐、幸福的场景。一般只要想象 1~5 分钟就可以了。

想象一下小时候在原野上奔跑的场景，或是新婚旅行时在夏威夷看到的景色，只要是想去的地方的景色，都可以。

请想象着美丽的风景，回忆起快乐的事情，缓缓地放松自己的身心。

消除大脑疲劳后，再做视力检测，基本上所有人的视力都会得到一定的恢复。

虽然这效果只是暂时性的，但是不停地重复就会使效果长久稳定。

想象完快乐的场景后，接下来就是激励大脑了。

（2）回想一下小时候还没有戴眼镜或隐形眼镜时眼睛所看到的景色。

回忆一下以前无须矫正视力也能看得清清楚楚的景色，例如学校的庭院或是与小伙伴们一起玩耍的空地等。

大脑若能通过回想当年裸眼也能看清的情景恢复自信的话，它就会开始进行调整，努力让自己恢复以前的状态。

想象法一天做多少回都不要紧，做得越多，大脑越能消除疲劳，恢复精神。大家想象后应该能感觉到视野变得清晰。

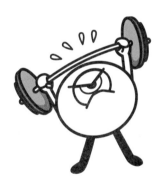

确认法：裸眼每日一测，每天站远一点，视力变好一点

人在看东西时，不光眼睛在看，大脑也在看。

因此，若给大脑发送"反正都看不见"的信号，视力绝对无法恢复。

另外，大脑一般会避免做无用功，所以当你整天戴着眼镜或隐形眼镜时，大脑就会觉得反正没有眼镜就会看不清楚，干脆偷懒不努力。

确认法就是要告诉大脑，眼睛没有眼镜或隐形眼镜也能看得清，通过锻炼让眼睛在实际中渐渐变得能看清。注意，请用裸眼进行此锻炼。

（1）首先要选定一个确认目标，例如海报上的文字，或日历上的数字。

因为电脑或手机等电子产品的屏幕会给眼睛造成负担，所以目标要选择写在纸上的文字或广告牌等。

（2）然后移动到能彻底看清这目标的位置。

（3）接下来就退一步，到有点难以看清目标的位置。

如果退一步就看不见了，那么只退后几厘米也可以。

现在，如果在这个位置上看得稍微有一点模糊，大脑首先就会想"明明刚才还能看见，这实在太不正常了！"，然后就会开始调整眼睛。

之后，视力就会有所提升。

每天都延长一点距离，哪怕只有几厘米也好。这一来，"能看清"的位置就会渐渐变远。这是在消除大脑的压力。

大脑觉得看得见是理所当然的，距离逐渐延长，可以进一步提高视力恢复的速度。

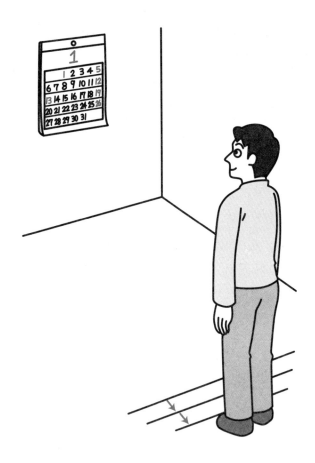

在脚下做1个记号，每次都往后退一点点！

远眺法：远眺也有秘诀，小孔里练出好视力

我们的眼睛平时都是通过改变瞳孔的大小来调节进光量，从而像相机一样捕捉不同大小的事物。捕捉到的物象经过相当于透镜的晶状体折射，在视网膜上聚焦。

进行远眺法锻炼时，目标只能通过 1 个小孔进入眼睛形成图像。由于视野狭窄，所以物象几乎没有折射的必要，直接就能在视网膜上成像。眼睛在这种状态下，能不受干扰地看东西。

在一个如此小的范围内看东西，大脑的集中力会提升，然后就会确信自己能看清。重复锻炼，视力就能有所提升。

远眺法同样要用裸眼进行。

（1）选定 1 个裸眼看起来模糊不清的目标，例如日历上的数字。

（2）双手五指屈卷，前后叠在一起，通过中间的小孔看向目标。

孔要尽可能小，小到正好能看到数字就够了。

孔太大目标看起来会模模糊糊的。

很多人会觉得不可思议：通过 1 个小孔居然能看清之前还模模糊糊的数字。保持这种状态，盯着目标看 20~30 秒，让大脑牢记看得见的感觉。

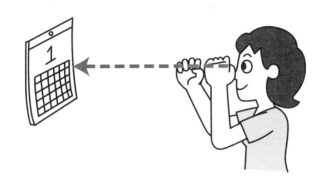

没法眯起一只眼的人可以用一只手捂住单边眼睛，另一只手
五指屈卷，再从小孔中看目标。
一只手五指屈卷还是双手五指屈卷，改变的只是孔的长度，
不影响锻炼效果，所以没必要太在意。

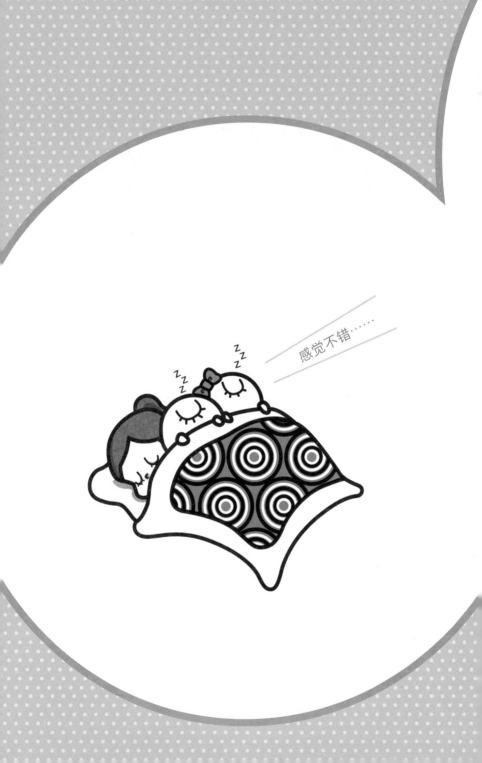

第**5**章

每天改变一点点，
身心好眼睛更好

生活方式改变的，不只是眼睛、
身体，还有心情。

远眺吧！带着仿佛置身非洲大草原的心情

你在日常生活中有经常远眺的习惯吗？

我所说的"远"是指 20~30 米开外的地方，大概就是两根电线杆之间的距离。放到高层公寓上来说，就是从地面到 10 楼的距离。

我们在做家务时，视线所及之处最多也就是手边的范围；工作和学习时视野的范围也就 1 张书桌大小；就连娱乐时，眼睛离电视、游戏机的距离也只有 1~2 米。这些大概就是我们眼睛平时所看的范围了吧。

以前，电视节目上曾有个艺人做过 1 个实验：住到非洲，视力就会恢复。应该有人看过吧？

那位艺人的近视程度严重到摘下眼镜连路都走不了，但他在视野开阔的地方生活了 2 个月之后，视力就恢复到不再需要戴眼镜了。

不过，这故事还有个后续。

那艺人回到日本过上普通生活后，2 周时间内视力又落回到原本的水平！

正如我在第 1 章解释的那样，视力会因生活环境不同而发生巨大的变化。

希望大家能养成频繁远眺的习惯，可以的话最好每 10 分钟远眺一次。

从窗户望出去，看一下停在电线上的鸟，或稍远处的行道树（种植在道路两侧及分车带的树木）。

太阳下山之后，可以抬头仰望月亮……养成远眺的习惯后，眼睛和大脑都能得到放松，有百利而无一害。

别挑食！多吃能让细胞重获新生的受欢迎食物

你的身体是由你吃进去的食物组成的。

为了生长出健康的眼细胞，请多吃营养价值高的食物。

在这个时代，还有很多人因营养不足导致眼睛出问题，其原因正如我在第 3 章解释的那样：

"经常吃便利食品或快餐这些简单的食物""不吃早饭""每天都吃同样的食物""晚饭只吃下酒菜和喝酒""为节约饭钱，每晚都只吃些没配料的意式香辣面""经常喝添加剂含量高的清凉饮料"……

常吃这些东西，头脑也会变差，还会诱发疾病，最后还得花钱治疗，得不偿失。

鱼、肉、蔬菜、水果等自然食品内含有的微量营养素对我们的身体很重要。

改善饮食可以先从每顿饭一汤一菜开始，即米饭、菜、汤。

最理想的饮食当然还是每顿饭三菜一汤。

若能多吃富含益生菌的发酵食品就更好了。

还有，我们一定要按时吃三餐，早中晚都不能落下。

我曾对一位患严重干眼症的男性患者建议道："你可以先从简单的做起，哪怕每顿饭只多加1碗有蔬菜的汤也好。"然后，我还叮嘱他，晚上先做好一些食物放冰箱里，第二天早上加热了吃，千万不能不吃早饭。

身体是很实在的。那名患者反馈说，从按我吩咐做的第二天起，他的干眼症就马上得到了改善，大脑也清醒了，能集中精神工作了。

除蛋白质、脂肪、碳水化合物3大营养素外，维生素、矿物质也是人体必须摄取的营养素。

维生素有助于营养素的吸收和新陈代谢，矿物质则是构成人体组织的重要成分。

而在维生素当中，维生素 A 和维生素 C 对眼睛很重要。

维生素 A 又被称为抗眼干燥症因子或视黄醇，它其实分为以下 2 个种类：

维生素 A_1 和维生素 A_2。黄绿色蔬菜中富含 β - 胡萝卜素，其中 β - 胡萝卜素在进入人体之后会转化为维生素 A。

β - 胡萝卜素尤其对眼睛有帮助，有助于调整感光功能。一般认为它对干眼症与白内障有治疗效果。

维生素 C 可以消除压力造成的眼睛疲劳，预防眼睛老化。

萝卜、南瓜、红辣椒、油菜等蔬菜中富含大量的 β - 胡萝卜素，而西红柿、橘子等食物中则富含大量维生素 C。大家平时要多吃这些食物。

别熬夜！12点前睡觉视力能以3倍速度恢复

与食物一样，睡眠也同样受到很多人的忽视。

自古以来，人们过的都是日出而作、日落而息的生活。可如今的社会却是 24 小时不停息，在晚上照常营业的店铺多了起来，甚至有些人过上了日夜颠倒的生活。

但身体机能是无法突然改变的。

人体内促进修复身体的成长激素依旧只会在晚上睡觉时分泌。身心的疲劳只有在睡觉时才会得到恢复。早上若不出去晒晒太阳，自律神经也会出现紊乱。

睡眠最重要的不是睡多长时间，而是入睡（就寝）的时间。即便同样是睡 7 个小时，从晚上 10 点开始睡和从半夜 2 点开始睡，效果是完全不一样的。

而我希望大家遵守的就寝时间是晚上 12 点之前。

因为，一到凌晨 3 点，睡眠就会逐渐变浅，只在深度睡眠时才会更多地分泌生长激素。过了时间，分泌效率就会变低。

若以为成年人不需要什么生长激素，那就大错特错了。

生长激素能促进人体修复脆弱的部分，也是抗衰老不可或缺的激素。

若前一天晚上睡眠不足，第二天人的皮肤会很不好，这是生长激素分泌不足、没法彻底进行修复的缘故。

高质量的睡眠有助于调整自律神经，促进生长激素分泌，恢复精神，是眼睛健康不可或缺的因素。

减压力！身心俱疲的时候该培养个兴趣了

压力会让胃肠硬化，血液循环变差，还会扰乱自律神经的平衡，给眼睛带来不良影响。不过，日常生活中压力是不可避免的。

因此，如何消除压力就显得尤为重要。

沉浸于兴趣中有助于消除压力。哪怕只有一小会儿，埋头做某事也能将压力的源头彻底排出大脑，转换心情。这能拯救你的眼睛。

若没有什么更好的兴趣，那就腾出点时间，去找一些有趣的、让自己心情舒畅的事来做。

例如烹饪、园艺之类，若是女性的话，去做指甲彩绘也可以。

唱卡拉OK、慢跑等活动对消除压力也非常有效。

另外，实验表明，流眼泪能明显消除紧张、不安等消极情绪。一个人边看DVD边尽情地号啕大哭也不失为一个不错的选择。

忌烟酒！别给影响眼睛的大脑、神经、肝脏添堵

吸烟饮酒乍看之下似乎有助于消除压力，但事实上这两种行为不仅会造成新的压力，还会使身体的抗压能力变弱。所以这两种行为都对眼睛很不好。

吸烟会引发尼古丁依赖症，大脑得不到尼古丁就没法正常工作。

患上尼古丁依赖症后，刚吸完烟 1 小时，大脑就会大喊："再给我尼古丁！"直到再吸烟之前，你都必须与大脑的焦躁情绪做斗争。

尼古丁还会刺激交感神经，让全身血液循环恶化，烟草中还包含着很多诱发癌症的物质。

因此，我认为吸烟是有百害而无一利。

稍微喝一两杯酒确实能促进血液循环，但喝多了反而会扰乱分泌抗压力激素的器官，使身体的抗压能力减弱。

喝酒最好是一杯辄止。不过，很多时候喝多少也由不得自己。

酒喝得过多，会给与眼睛联系颇深的肝脏带来负担。这会延缓眼睛从疲劳中恢复的速度。

而且，喝酒还会破坏睡眠的规律，使人精神状态不好。睡前喝酒反而让人难以入睡，使压力与疲劳无法消除，是个很不好的习惯。

当然，如果实在控制不住想喝酒吸烟的话，那就得在第二天进行相当于平时三倍量的有氧运动，以促进新陈代谢，让毒素快速排出。

补充一句，每吸 1 根烟就会破坏 25 毫克的维生素 C，这个量比吃一个柠檬摄入的维生素 C 还要多。

酒精代谢还需要消耗大量的维生素 B_1 和维生素 B_3。

喜欢吸烟的人要多吃富含维生素 C 的西红柿、西蓝花、猕猴桃等食物。

喜欢喝酒的人则要有意识地多吃富含维生素 B_1 的牛奶、花生、猪里脊，以及富含维生素 B_3 的鸡肉、蛋黄、香菇等食物。

笑一笑！笑眼弯弯快乐又健康

笑对眼睛的恢复有非常好的效果。

笑能激活副交感神经，消除压力，调整自律神经的平衡。

笑还有助于锻炼横膈膜，进而强化肺的功能，提升人体吸收氧的能力，还可以激活心脏功能，增加血液中的氧。

而且，人们在笑的时候，大脑还会分泌有幸福激素之称的多巴胺及 β - 内啡肽，使人心情愉悦。同时，笑还能激活名为 NK 细胞（自然杀伤细胞）的免疫细胞，起到预防和治疗癌症的功效。

面部的表情肌肉与大脑有联系，双方可以互相影响。

大脑会发出笑的指令，而笑也会对大脑进行反馈，反过来给大脑输送"快乐"的信号。

你只要稍微提一下嘴角，大脑就会误以为那是在笑，所带来的健康效果与开心大笑时差异并不太大。

在现代，坐着一动不动地看电视，或是低着头玩手机，会导致与人直接交流的机会减少，很容易在不知不觉中变得面无表情。

试着多和同事或商店店员笑着打招呼，说一声"今天天气不错啊"，让眼睛和身体活跃起来，这样也能给对方带来愉悦与健康。

一个人在家的时候，可以多看看小品、相声，或是喜剧，尽情地欢笑。

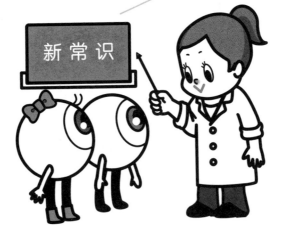

第**6**章

视力恢复中常见问题

Q. 如此简单的方法真的有效吗？

A. 请先试一下。

曾有人在书店看了我写的《从 0.1 到 1.0 : 不用药，不开刀，也能拥有好视力》后，当场就试了一下书中所介绍的今野式视力恢复训练法，发现视野立马就变得清晰起来，眼睛也舒服了不少，于是买下书进行全套的锻炼。

平时眼睛负担重的人只要做一遍书上提到的锻炼法，就马上能收到效果。

但是，如果只做一次今野式视力恢复训练，效果并不会永久持续。若继续之前的不良生活习惯，又不做锻炼的话，眼睛的状态还是会变差。

还有，视力并不会因一次锻炼就一下子恢复完美，要持续锻炼两三个月，视力才会慢慢得到改善。

所以我希望大家平日能坚持进行今野式视力恢复训练。

Q. 视力变差了，是戴眼镜好，还是不戴眼镜好？

A. 尽可能不要戴眼镜。

千万不要视力一下滑就马上依赖眼镜。要尽可能依靠裸眼生活，同时进行本书视力恢复法锻炼。

因为，一旦习惯了眼镜，大脑就会钻牛角尖，认为没有眼镜就看不见。

戴上眼镜后，眼睛聚焦时过分依赖眼镜，会导致聚焦能力衰退。

当然，情况确实需要的时候还是要戴上的。不戴也不要紧的情况下，最好还是摘下眼镜。

眼镜本来就是在人们需要的时候才戴的。

例如，开车时司机为了能看清100米外的信号灯可以戴上眼镜。但如果在近距离看书时也同样戴上眼镜，就会导致睫状体疲劳。

同理，眼镜的度数也不宜过高。

Q. 戴隐形眼镜好不好？

A. 除了确实需要的时候，其他时间都尽量不要戴。

眼睛不光会从血液中吸收氧，还会从空气中吸收氧。

不论隐形眼镜再怎么宣传镜片的氧透过性高，它始终都是一块盖在眼睛上的盖子，眼睛从空气中吸收的氧的量都会因此而显著降低。

整天都戴着隐形眼镜，很容易得干眼症。

那些戴隐形眼镜导致眼角膜疼痛，疼得摘不下镜片而跑去医院的人，可是非常常见的。

最近，有很多人都被打折吸引，买一些弧度不合（镜片的弧度与眼球不匹配）的隐形眼镜；还有些人为了时尚戴上彩色隐形眼镜，明明视力没问题却非要给眼睛加个盖子。

劣质的彩色隐形眼镜会让眼睛直接接触到染料，有些人的眼角膜因此就沾上了染料。而且，染料的表面凹凸不平，有可能会伤到眼角膜。

隐形眼镜一定要请眼科医生来配。

还有不少人以为隐形眼镜这种东西，度数差不多就可以了，然后在网上的打折商店里随便购买一款，结果戴上后近视急速加重。

为了打折获得的蝇头小利伤害到宝贵的眼睛，实在得不偿失。

隐形眼镜一定要尽可能地少用，在情况确实需要的时候才戴，例如运动时，还得戴适合自己眼睛的。

Q. 肩酸、头痛、眼疲劳严重该怎么办？

A. 改善血液循环，消除眼睛疲劳吧。

聚精会神地盯着一块小屏幕看，会导致眼睛极度疲劳。

在持续紧张的状态下，眼睛血管会收缩，血液循环会变差。

同时，包括眼睛在内，脖子以上的血液循环都会变差，从而引起肩膀酸痛和头疼等症状。血液循环变差后，氧的供应会进一步减少，使得肩酸头疼的情况恶化，陷入恶性循环中。

用今野式视力恢复训练法来促进血液循环，切断恶性循环吧。

还有，当眼睛里面出现疼痛，而又治不好时，是视神经受到压迫，有可能会演变成青光眼。

若在医院接受检查被诊断为青光眼，请务必每天都坚持恢复训练。

Q. 该怎么防止孩子在应试复习期间视力恶化？

A. 请在学习前后，进行今野式视力恢复训练。

提升眼睛周围的血液循环速度能防止视力降低，还能提高大脑集中力。

实际上，有九成来诊所的中小学生都反映说，养成做视力恢复训练的习惯后，终于能静下心来学习了。

另外，学习时如果一直保持同一个姿势，会让人感觉疲劳，导致集中力下降，这时候可以进行一下视力恢复锻炼，同时还可调适心情。

学习之后进行恢复锻炼可以放松眼睛和大脑，不让疲劳积攒到第二天。

书桌上的台灯要从上往下照，以免光源直接照射眼睛。

我问过一些单眼视力下降的孩子，他们都喜欢把台灯放在书桌的一边。灯在哪边，哪边的眼睛就视力下降。

有个初中男生说自己头痛老治不好，他左右眼视力差距相当大，一只眼 1.0，一只眼 0.1。

一般来说，照明的亮度要有 500 勒克斯以上。

按照勒克斯值的标准：月光的亮度是 1 勒克斯，蜡烛的烛光亮度是 10 勒克斯，而 20 瓦荧光灯亮度是 300 勒克斯。

在整个房间亮度不足 500 勒克斯的时候，学习时最好还是用台灯。

很多人会问荧光灯、白炽灯哪个对眼睛好，我觉得灯的种类都是次要的，重要的是亮度，以及不要让光源直射眼睛。

Q. 使用电视、电脑时该注意些什么？

A. 每隔1小时站起来远眺一下。

长时间一动不动地坐着，血管便会受到压迫，使脚出现麻木症状。

沉迷电视或电脑时，长时间保持同一个姿势，同样也会对眼睛造成负担。

每隔 1 小时站起来远眺一下最理想。

如果忙到没有时间远眺，那就看向离自己座位两三米远的地方，找一个目标盯着看 10 秒，让眼睛休息一下。

挂在墙上的画、观赏植物等都可以。

总之，重要的是要改变眼睛所看的距离。

还有，看的目标可以不止一个，四周的所有方向上的东西都可以作为目标，按顺序一路看过去。

近距离观看大屏幕电视会给眼睛造成负担；坐在电影院最前排观看时眼睛会比平时疲劳，也是同样的道理。

日本客厅普遍狭小，考虑到眼睛的健康，最好不要买大屏幕电视。

至于是选液晶，还是选等离子等材质的屏幕，其实没必要在意，最重要的是要留出时间给眼睛休息。

Q. 沉迷手机游戏对眼睛有影响吗？

A. 光线对眼睛不好。

智能手机、便携游戏机等电子产品的屏幕都会发出一种名为蓝光的光线，这种光线强烈到能直达眼睛深处的视网膜，给眼睛造成巨大的负担。

防蓝光眼镜和贴在电脑屏幕上面的防蓝光膜都没有办法100%阻挡蓝光。

虽说有总比没有好，不过最健康的护眼方式还是每隔30分钟休息一次，做一下今野式视力恢复训练，以及给眼睛提供充足的营养。

另外，最近还经常有人问我：使用 LED 的美容器会不会对眼睛有不良影响？

就厂商的说明来看，这类美容器多少还是会发出些蓝光。

不过，使用的时候，只要严格遵守说明书的指示，闭上眼或是戴上护目镜，就不会对眼睛造成太大伤害。但是，大家可以衡量一下美容器带来的美容效果，对比给眼睛带来的不良影响，若觉得得不偿失的话，就没必要使用了。

Q. 干眼症该用什么眼药水好？

A. 最好不要使用眼药水。
眼药水只会加重眼睛的干燥程度。

有些眼药水厂家声称他们的产品成分与眼泪相同，或是没有防腐添加剂，可以尽情使用。可无论这些眼药水再怎么宣传对眼睛无害，成分与眼泪相近，都最好不要使用。

眼药水的功效只是清洗眼睛，绝对做不到保持眼睛湿润，也无法帮助眼睛吸收氧。

眼药水还有一点不好，那就是它会把保护眼角膜的天然润湿成分眼泪洗掉。眼角膜失去眼泪的保护后，马上就会感觉干燥，然后又不得不用眼药水，形成恶性循环。

眼睛干燥的话，就用热毛巾敷在眼睛上温暖双眼（注意不要烫伤），然后再进行今野式视力恢复训练，促进血液循环。

眼睛若能得到充足的氧，制造眼泪的功能就会活跃起来。实际上，很多人试过我的方法后都说"看东西不费劲了""视野清晰了"。

还有，当房间湿度过低时，光靠眨眼已无法充分湿润眼睛，眼睛就会很容易干燥。这时候进行空气加湿会带来很不错的护眼效果。

把洗了的衣物晾到房间里，或是用马克杯（大柄杯子）装一杯水放到桌子上，都可以改变你周围的湿度。

Q. 能接受LASIK（准分子激光角膜原位磨镶术）手术吗？

A. 希望大家在决定接受手术前，先改善一下眼部肌肉和血液循环的状况。

每年都有数十万人接受矫正视力的 LASIK 手术。

然而，根据日本消费者事务局调查，有 43% 的患者在接受手术后，出现疼痛等不良反应。[平成二十五年（2013 年）调查]

有很多患者都投诉说术后视力又变回原样，或是失明了。实际对手术结果感到不满的人比统计数字要多得多。

　　另外，希望大家了解：不消除缺氧这一根本原因就接受手术的话，可能会导致术后一周内视力回到术前的状态。

　　既然要接受手术，何不在术前先改善一下血液循环状况，调整好眼睛的状态，反正又不会有损失。

　　LASIK 是改变眼角膜弧度的手术，一旦做了，眼角膜就没法再恢复原样。

　　恢复视力的方法还有很多种，先试一下其他的办法再接受手术也不迟。

Q. 对眼睛危害特别大的坏习惯有哪些？

A. 姿势不正确，长时间保持同一个姿势，喝太多冷水，等等。

　　现代人大都受使用电子产品的影响，弯腰驼背。驼背会对肺造成压迫，经常低着头会堵塞气管，使人无法进行深呼吸，导致缺氧。

　　首先我们要对此多加留心，尽可能挺直背。

还有，一直站着，或一直坐着，长时间保持同一姿势都会使血液循环不畅。

近年来有一个健康法很流行，说是要每天喝两升以上的水。补充水分是件好事，但这里有个温度的问题。

哪怕水是常温，温度也比体温低，在胃进行消化之前，还得先消耗能量给胃补足温度。

要喝水就请喝与体温差不多的温水。

夏天运动之后，喝点冷水倒也无妨。除此之外，就算是夏天，也得养成喝温水的习惯。

Q. **用眼的好习惯有哪些呢？**

A. **干脆就站着用电脑或看书吧。**

站着时，人总会有意识地挺直背，而坐着时无论如何都会弯着背。

在美国的 IT 企业谷歌公司里，员工开会时都是站在跑步机上边走边开会，而不是坐在椅子上开会。

我前些天看电视，节目里说一位世界有名的投资家用电脑时都是站着挺直腰的。

坐在椅子上时，只要你不刻意留意，都会骨盆下沉，弓背弯腰。

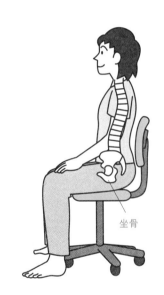

长时间坐着，会很容易感觉到坐骨处不舒服。

坐骨

于是，我最近就一直在想，如果我干脆站着工作，身体会不会好一些呢？

其实，坐在椅子上时只要尽可能地不靠椅背，屁股的坐骨保持与椅子的坐面垂直，坐姿就会好起来。

Q. 我已经70岁了，眼睛还能恢复吗？

A. 能恢复。这跟年龄无关。

人的身体具备自愈力，不管你多少岁，这股力量都会设法让你的身体恢复正常。

因"自己已经70岁"这种理由而放弃恢复是最不可取的。

无论何时，只要你相信今后会比现在好，好好珍惜自己的眼睛，继续进行今野式视力恢复训练，你的身体就一定会好起来。

不过，每个人视力降低的过程不一样，身体的状况也是千差万别。不可能所有人的恢复速度都一样，希望大家能明白这点。

另外，随着年龄的增长，身体的恢复速度也确实会有所下滑。

但这绝不代表上了年纪眼睛就只会越来越差。

若能给眼睛提供充足的必要的营养，不论多少岁，不管
多缓慢，眼睛都有可能恢复健康。

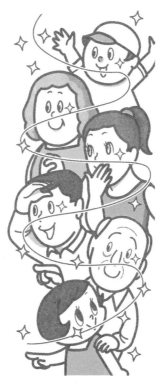

未来一片光明！

简单操作，守护全家人的眼睛和健康

"我想不戴眼镜和朋友们一起尽情地奔跑。"

一个小学五年级的男孩在半年内实现了自己的愿望。

"我想成为空姐。"

一名 21 岁的女性成功应聘上了自己憧憬的工作。

"我想做日本最漂亮的新娘。"

一名 39 岁的女性终于在婚礼前不再需要戴眼镜。

"我不想输给青光眼。"

一名 52 岁的男性青光眼症状得到改善，连眼科医生都感到不可思议。

"我想一直登山到 90 岁。"

一名今年 86 岁的男性还有四年就能达成目标了。

"眼睛好起来后，这事我也能做了。""我想做那事！"

大家心里都有这样那样的愿望，却又为何对眼睛状况的恶化置之不理，放弃自己的梦想？

你的眼睛也想好起来，也想看得更清。而且，你的身体明明具备着能让眼睛渐渐好起来的力量，你却不多加注意，反而还一味地阻挠这份力量发挥作用……

大家就不要再折腾自己了吧。

人生只有一次。

要尽情地享受自己想做的事，实现梦想和愿望。

而这一切都离不开眼睛的支持与帮助。

找到想做的事，看清前路，在日语里称之为"目処**がつく**"，意思就是需要先擦亮眼睛。

而快速做出合适的判断则称之为"目端**を利かす**"，意思是要让目光变得锐利。

人们很早就明白眼睛是人生重要的伙伴，能助人实现愿望，过上充实的人生。

我开发今野式视力恢复训练法已经有大约 20 年了。

从前有个视力极差的小学生被母亲带到诊所来接受治疗。十年后，他主动跑来向我报告说自己顺利考上了大学。

还有些患者，一开始是家里的老奶奶来诊所，之后又带着老伴、儿子、儿媳、孙子一家人来诊所。

若问为什么会出现这样的现象，我想大概是因为患者们通过恢复锻炼调整全身，切实地感受到了疗效，不光眼睛的问题，就连腰疼、膝盖疼、头疼等各种各样的烦恼都得到了解决。

我们回到原本的话题。

最大限度地激活人体本来拥有的力量——这是今野式一贯坚持的信条，相信人体自身的治愈力能改善身体的一切不适。

因此，不管多少岁，今野式都有可能使你的眼睛恢复健康。而且，就算视力再度下滑，只要重新开始进行恢复锻炼，视力都必定能再次回升。

自己固然要珍惜眼睛，同时也可以给孩子、老人、疲劳的丈夫或妻子做一下恢复锻炼。

让我们一起来守护重要的人的健康吧。

人生中有很多愿望只要不放弃就一定能实现。

想实现愿望，就得懂得正确的知识，一点点地积累。

遵守简单的原则，往往能获得最大的成果。

后记二

启动自愈力，健康更快来

曾经，脑神经细胞一旦受损就再也无法恢复是医学界的常识。

但如今，再生成了常识。

虽然，视神经细胞一旦受损也同样无法恢复仍是医学界的共识，但如今，视神经细胞的再生研究不断取得进展，今后将会如何还是个未知数。

人类的自愈力仍存在着科学无法解释的方面。

医学对自愈力的证明之路才刚刚开始，实际受惠于自愈力的案例也会越来越多。

现在，我们要感谢眼睛能看得见，并为明天也能看得更清晰，好好地珍惜自己的眼睛。只要爱护好眼睛，如今困扰眼睛的病状必将有巨大改善。

希望大家能健健康康地度过一生，轻轻松松地实现梦想。若今野式视力恢复训练法能在这上面为大家尽一点绵薄之力，我将无比高兴。